新しく画期的な【周波数治療法】のすべて

体内で増殖・変形する
プレオモルフィズム（多形現象）が
病気の発生要因だった?!

ケイ・ミズモリ 著
Kei Mizumori

ヒカルランド

約100年も前にロイヤル・レイモンド・ライフ博士は超高性能光学顕微鏡を開発し、当時は不可視だった濾過性バクテリア（ウイルス）の観察に成功し、環境によって姿形を変えるプレオモルフィズム（多形現象）を確認し、病原体の致死周波数を発見し、共振原理で病原体を死滅させる治療に成功した。医学界に革命を起こしうる正真正銘の天才であった。

近年、ライフの技術が世界的に見直される動きが起こっている。その背景には、ライフの技術がほぼ解明されただけではなく、新しい技術「バイオフィードバックスキャン」の確立で、ライフの発見を客観的に検証できる可能性が開かれたことがある。バイオフィードバックスキャンにより、体内で増殖した微生物の共振周波数（致死周波数）を測定できるようになったのである。

ライフは、人体に負担をかけることなく、病原体のみをターゲットにすべく、単純に最大振幅での反復を繰り返す波形の使用を避けた。それは細胞内で摩擦熱が発生することを防ぐためである。身体に与える負担を極限まで下げ、純粋に共振効果を引き出すべく、ライフは減衰波を使用した。減衰波とは、振幅が減衰していく波であるが、実は、効果においても非常に優れていた。ただ、このあたりの事情を知らない研究者も多く、ほとんどの周波数施術機において、減衰波は使用されていない。

周波数療法について研究しているような筆者であっても、その潜在能力については、実のところ、十分に理解できていなかった。もっとはるかに広大で奥深い世界が存在していたのである。そして、筆者は2023年春からその新しい世界に足を踏み入れることになった。ガンウイルスの異形態への対応を含め、多くの謎が解けていくことになった。筆者はある人物（A先生）と偶然に出会い、想像もしていなかった助けを得ることにより、数々の奇跡を目の当たりにするようになったのである。

（天と繋がる）A先生によるガンの致死周波数計6つの発見は極めて重要な意味を持つ。6つすべての周波数をターゲットに含めた施術プログラムを作成すれば、すべての種類のガンを施術できる可能性が見えてくるからである。そこで、筆者は早速ガンの6つの形態を一掃する施術プログラムを作成することにした。6つの周波数を数直線上に並べて、一気に全帯域を攻撃できる方法を考えた。その方法は、かつてライフと同僚のホイランドが採用したAMラジオの技術、すなわち、振幅変調方式である。

筆者はA先生に質問できるようになって以降、ガンの施術プログラムを作成しただけでなく、新型コロナウイルスの駆除、新型コロナワクチンによる副作用及び新型コロナ後遺症のヒーリング、アルミニウム排出、水銀排出、エプスタイン・バー・ウイルス（EBV）の駆除、歯周病菌の駆除、アトピー性皮膚炎のヒーリング、放射線療法副作用のヒーリング、糖尿病ヒーリング、免疫力向上などを目的とした施術プログラムも作成した。いずれの場合も、A先生を介して、それぞれ周波数だけでなく、10項目にも及ぶ細かい設定情報を天から教えてもらって作成したものである。

ほとんどの場合、ガン患者は自身の内部にガンを生み出す原因を抱えている。治療は、結果として表出してきたものを取り除いただけである。大元の原因は取り除かれていない。そのため、何年かすると、再発することが多い。A先生の主な仕事は、病気を生み出さない体質に変える手助けをすることである。ちなみに新型コロナウイルスの致死周波数は、8.5MHz台にあるとのことである。

周波数療法には遠隔で効果をもたらす特別な施術法がある。これは、一般的にニコラ・テスラが発見したとされるスカラー電磁場技術を利用したものである。それぞれ逆位相で周波数号が送られる二つのコイルを向き合わせ、その中間領域、すなわち、電磁気的にゼロとなる領域に血液・毛髪・爪などのDNAサンプルを置く。すると、そのDNAサンプルが周波数信号をそのサンプル提供者のDNAに遠隔でリレーし（量子もつれ現象）、結果としてその周波数効果がもたらされるというものである。

ここには、アンテナとしてのDNAによる、送信と受信、すなわち共振現象も関わっている。スカラー電磁場においては、中心部から縦波として信号が発せられると、奇しくも時間や空間に縛られることなく伝わり、特にヒーリングに高い効果がもたらされると言われている。

近年、A先生の協力で、筆者は代謝向上を促す周波数を発見した。これは厳密にはヒーリングとは異なる。例えば、炎症を癒すのがヒーリングだとすれば、代謝向上は、処理能力の向上である。実は、美容系の施術プログラムは、ヒーリングというよりも代謝向上が関わっている。これはデトックスの効率を高めることに近い。

周波数療法において、エッセンシャル・オイルの周波数はデータベースの中でも比較的効果が高く、人気がある。実際に、バイオフィードバックスキャンの技術によって測定を行い、エッセンシャル・オイルに特徴的な周波数を拾い上げていくことは可能である。自分に合うエッセンシャル・オイルを見つけ、そのエッセンシャル・オイルの周波数を使いこなせるようになると、健康管理が楽になる。

カバーデザイン　重原隆
校正　麦秋アートセンター
本文仮名書体　蒼穹仮名（キャップス）

まえがき　難病ガン治療、美容・アンチエイジングまで！周波数療法の最新動向と施術機開発の内幕を初公開

今から１００年近く前、ロイヤル・レイモンド・ライフ博士は病原体を特定周波数で共振させ、死滅させる技術を確立した。だが、ガンや結核等の治療に成功したその技術を医師たちが利用することは禁じられた。ほとんどの機械は押収ないしは破壊されたため、その技術は長らく謎のままだった。ところが、21世紀に入り、発見された治療器が修理・復元され、ようやくその技術の大半が解明された。筆者は、そんな経緯を含め、ライフの業績と技術の概要を前作『潰された先駆者ロイヤル・レイモンド・ライフ博士とレイ・マシーン』（ヒカルランド）において詳細に報告した。

本書は、ライフの技術を参考に、さらに発展させた驚くべき最新の周波数療法を紹介するものである。第一章においては、ライフの業績を簡単に振り返ってい

る。だが、前作を読むことなく、本書のみを読まれると、土台となる情報が不足する中、奇抜すぎる周波数療法と直面し、受け入れがたい印象を持たれるかもしれない。いや、前作をお読みいただいていたとしても、読者は戸惑われるに違いない。筆者自身も、ありのままを受け入れてよいものなのか、判断に困った。そこで、検証を開始した。そのため、本書は、受け入れがたい奇跡を検証した途中経過の報告でもある。

周波数療法で、難病が奇跡的に治癒しただけでなく、発毛・シワ取り・減量など、美容・アンチエイジング系の効果すら得られた。それは一体どこまで有効なのか？　多くの方々にも試してもらい、結果と感想を教えていただきたい。そこで、筆者はそれらを簡単に体験できる方法を考案した。そして、少しずつ新たな世界が見え始めるようになってきたのである。本書は、奇跡が奇跡ではなくなり、それが一般にも普及し得る時代が到来したことを告げるものになるのかもしれない。

ケイ・ミズモリ

もくじ

第一章　病原体を致死させる世紀の大発見！天才科学者の周波数療法はなぜ闇に葬られたのか

第二章　遂に現代に蘇る！ 独自に改善改良された新しい周波数療法が既存の健康意識に大変革をもたらす

第三章　天と繋がった気功師との出会いで一挙に加速！ 宇宙の創造主が後押しする周波数療法の奇跡

第四章

天の揺るぎない助けと共に開発スタート！
飛躍的な技術進化に向かう独自の周波数技術

第七章

周波数療法の効果を発現させる大事な要素とは何か？
人の受動能力と発信能力が密接に関係！

第八章

世界に一つのオリジナル施術機を商品開発！周波数発生器 Bio Thriver はこうして実践活用する

第九章 病原体駆除からヒーリングまで応用無限大！天が与えた未知なる周波数科学の大いなる可能性

第十章 【番外編】天に尋ねた地球人類史の謎！かつて人類が体験した大洪水の謎も解けた!?

第一章

病原体を致死させる世紀の大発見！天才科学者の周波数療法はなぜ闇に葬られたのか

●ミクロの世界からガン治療の難題に挑んだライフ博士

１８８８年、米ネブラスカ州で生まれたロイヤル・レイモンド・ライフは、１９０５年に医学部で有名なジョンズ・ホプキンス大学に入学し、まもなく微生物の世界に関心を抱くようになった。ライフは、病気は外界から侵入する病原体によってもたらされ、弱毒化した病原体を接種すること（ワクチン）で免疫を得られることを示したフランスのルイ・パスツール（１８２２－１８９５）と、炭疽菌・結核菌・コレラ菌の発見者で、細菌培養法の基礎を確立したドイツのロベルト・コッホ（１８４３－１９１０）の発見に特に感銘を受けていた。近代細菌学の開祖と呼ばれるこの二人は、顕微鏡を使ってミクロの世界の病原体を観察し、分離・培養することを行っ

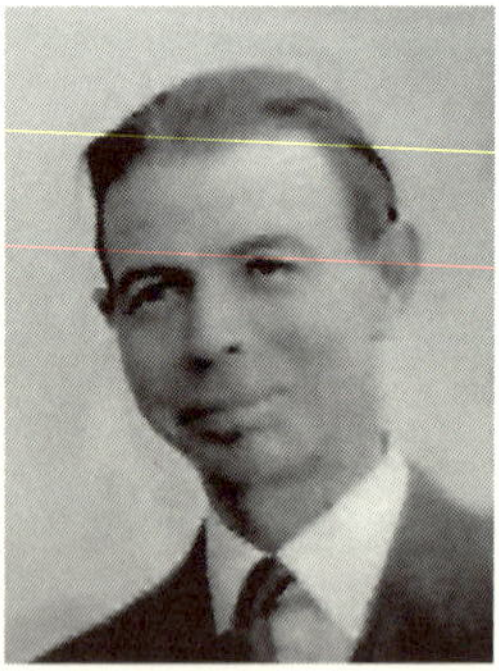

ロイヤル・レイモンド・ライフ

ていた。ライフも病原体を観察すれば、病気の原因を合理的かつ明確に把握できると考えていた。

ライフにとって最大の関心事はガンの治療だった。そして、ガンは感染症であると考えていた。であれば、その病原体が存在するはずである。それまでガンの病原体が発見されてこなかったのは、それがあまりにも小さくて通常の光学顕微鏡では観察できないからではないか、とライフは考えていた。当時普及していた光学顕微鏡の倍率は2000倍程度で、分解能も決して十分とは言えなかったのである。

対象をきちんと観察できないことには始ま

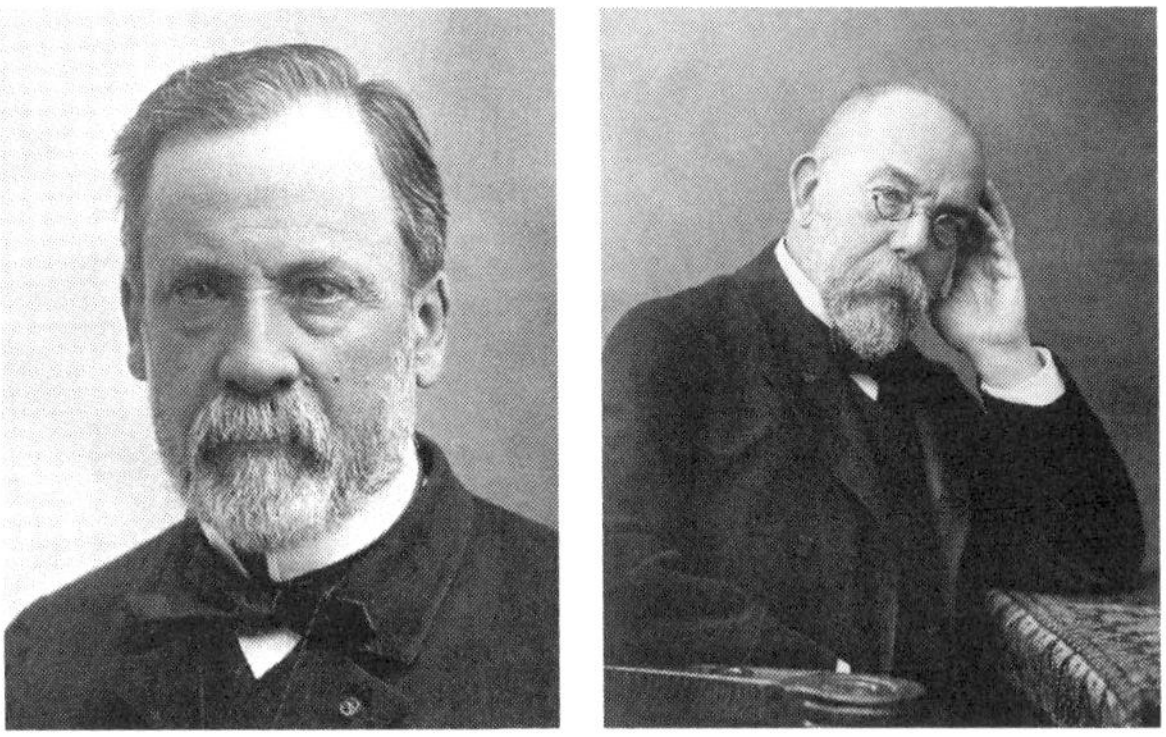

左：ルイ・パスツール　右：ロベルト・コッホ

らない。そこで、ライフは思い切ってドイツの顕微鏡メーカーのカール・ツァイス社でインターンとして働くことにした。そして、わずか6年ほどで顕微鏡とレンズ技術のスペシャリストとなったのである。

将来、高性能な光学顕微鏡を作り出し、ガンの原因菌を発見して、ガン治療を成功させたい…。ライフはそのような目標を持っていたが、当面の生活費を稼ぐために、サンディエゴで大富豪ヘンリー・ティムケン（1831－1909）のお抱え運転手になった。この寄り道とも思えた選択がのちのライフの人生を大きく変えることになったのである。

ヘンリー・ティムケンはテーパーローラーベ

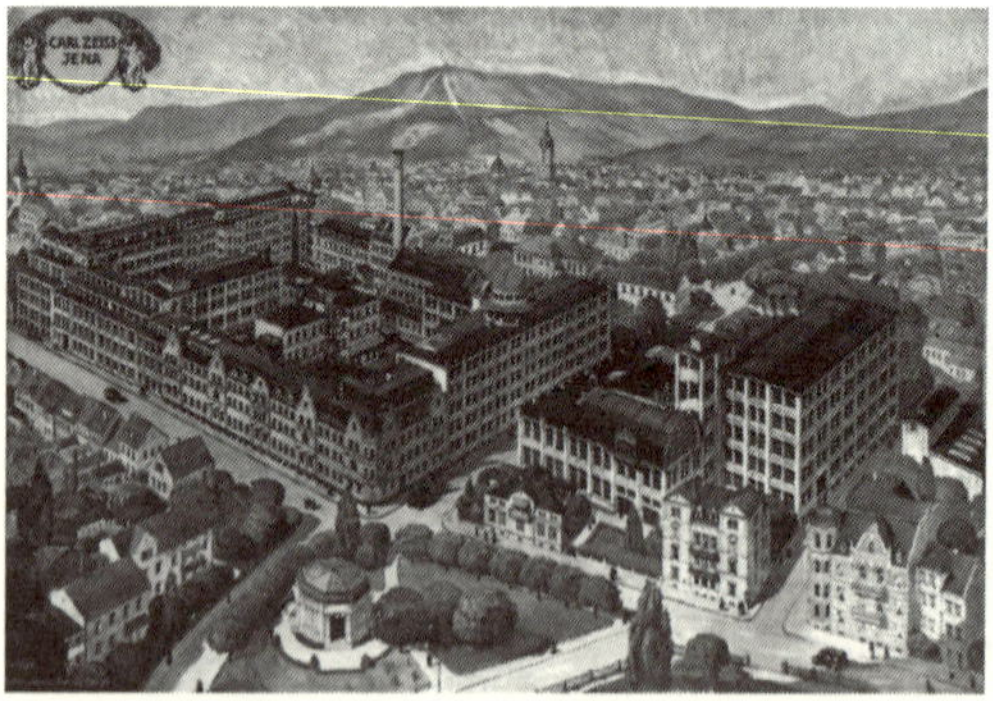

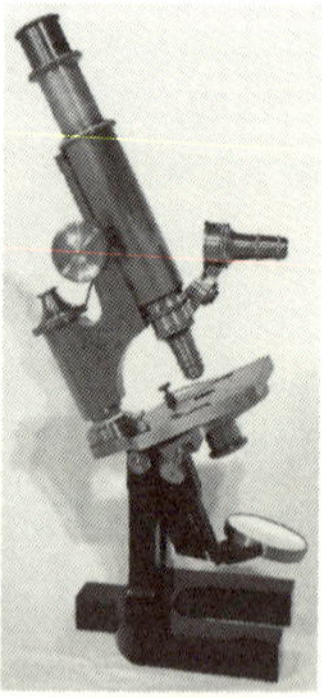

左：1910年頃のツァイス工場　右：1879年製造のツァイス社の顕微鏡

アリングの製造で成功し、ティムケン・カンパニーを世界的大企業に発展させる礎を築いた人物だった。そんなティムケンの下で、ライフは非凡な才能を発揮した。製品の品質管理を相談されたライフは、X線を用いた装置を作り上げて、不良品を撥ねる方法を確立したのだった。これは多大な出費の削減に結びつき、会社に大きな利益をもたらした。

これにはティムケンも大変喜び、ライフの創造力と技術力を高く評価した。また、ガン原因菌を見つけ出すためにより優れた顕微鏡を作ろうと強い熱意を持ったライフに感銘を受けていたティムケンは、なんとライフに対して一生涯、毎月報酬を支払うことを約束したのだった。

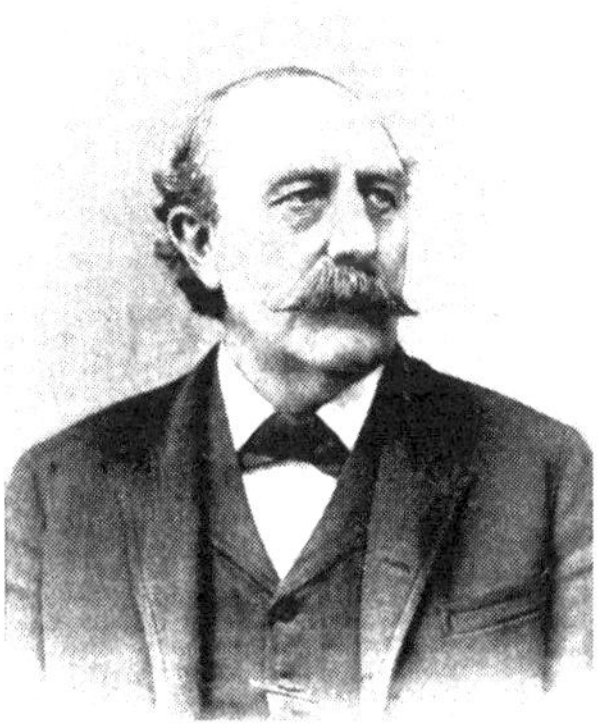

ヘンリー・ティムケン

●大転機となった高性能光学顕微鏡の開発

パトロンを得たライフには申し分のない環境も与えられた。ティムケンだけでなく、ティムケンのビジネス・パートナーのアップルトン・ブリッジスもライフの能力を高く評価した。そこで二人はライフのためにカリフォルニア州ポイント・ローマにフル装備の研究所を建設し、研究資金を提供する基金を設立したのだった。完成した研究所は素晴らしいもので、地下室にはエアコン完備の下、約800匹のシロネズミをはじめ、モルモットやウサギなど、計1000匹もの実験動物たちが飼育された。

そこで最初に着手したのが高性能な光学顕微鏡の開発だった。比較的最近まで、光学顕微鏡の倍率は3000倍程度が限界と言われてきた。だが、ライフは100年以上も前に斬新な方法で限界を打ち破る方法を見つけ出していた。接眼レンズと対物レンズの間にたくさんのプリズムを挟み、異例にも光路をジグザグに長く取ることで高い倍率を確保したのである。もちろん、それを実現するには高品質のレンズとプリズムが不可欠なだけでなく、正確に組み上げる職人技も必要だった。だが、ライフは器用にも一人でその離れ業を成し遂げたのだった。

ライフが１９２０年に製作を始めて１９２２年に完成させた1号機は1万７０００倍もの高倍率を誇り、コントラストも際立っていた。ところが、それで満足しなかったライフはさらに高性能な顕微鏡の開発を進め、１９２９年には2号機を、さらに１９３３年には５６８２個の部品で構成された3号機を完成させ、後者は「ユニバーサル顕微鏡」と名付けられた。それには石英のプリズムとレンズが使用されて、空気による屈折ロスを補い、その解像度は３１０００倍、拡大率は6万倍に及ぶ驚異的なものだったという（注、現在の分解能や総合倍率といった言葉と異なり、当時は resolution が3万１０００倍、magnification

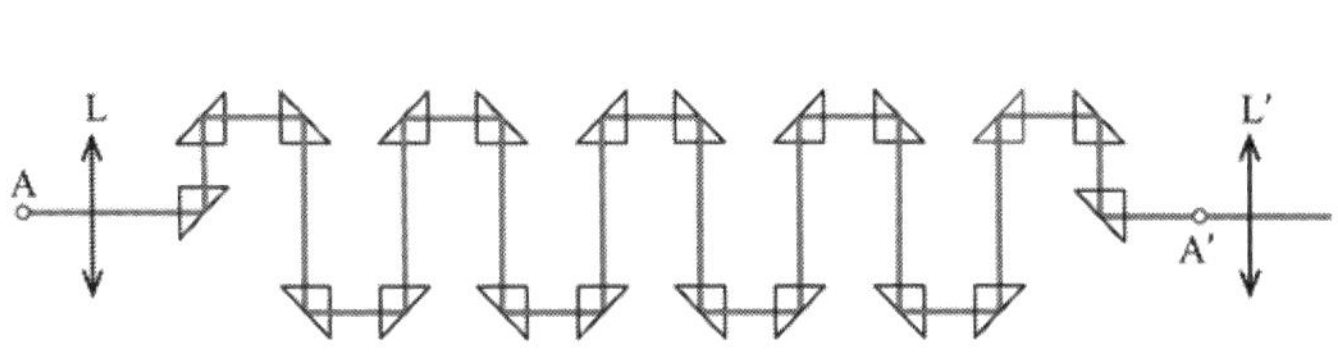

ライフは鏡筒内にプリズムで長い光路を作り出した

が6万倍と表記されていたため、以後、本書では倍率が3万1000倍だったと記すことにする）。

のちに登場した電子顕微鏡においては、試料は電子線によって即座に死んでしまうため、生きた病原体を観察することはできない。だが、ライフの光学顕微鏡においては、生きたウイルス・サイズの微生物の活動をありのままに観察することが可能だった。実際のところ、ライフは1940年かその翌年に完成した最新の電子顕微鏡をドイツに見に行ったが、自身が1929年に完成させた光学顕微鏡よりもはる

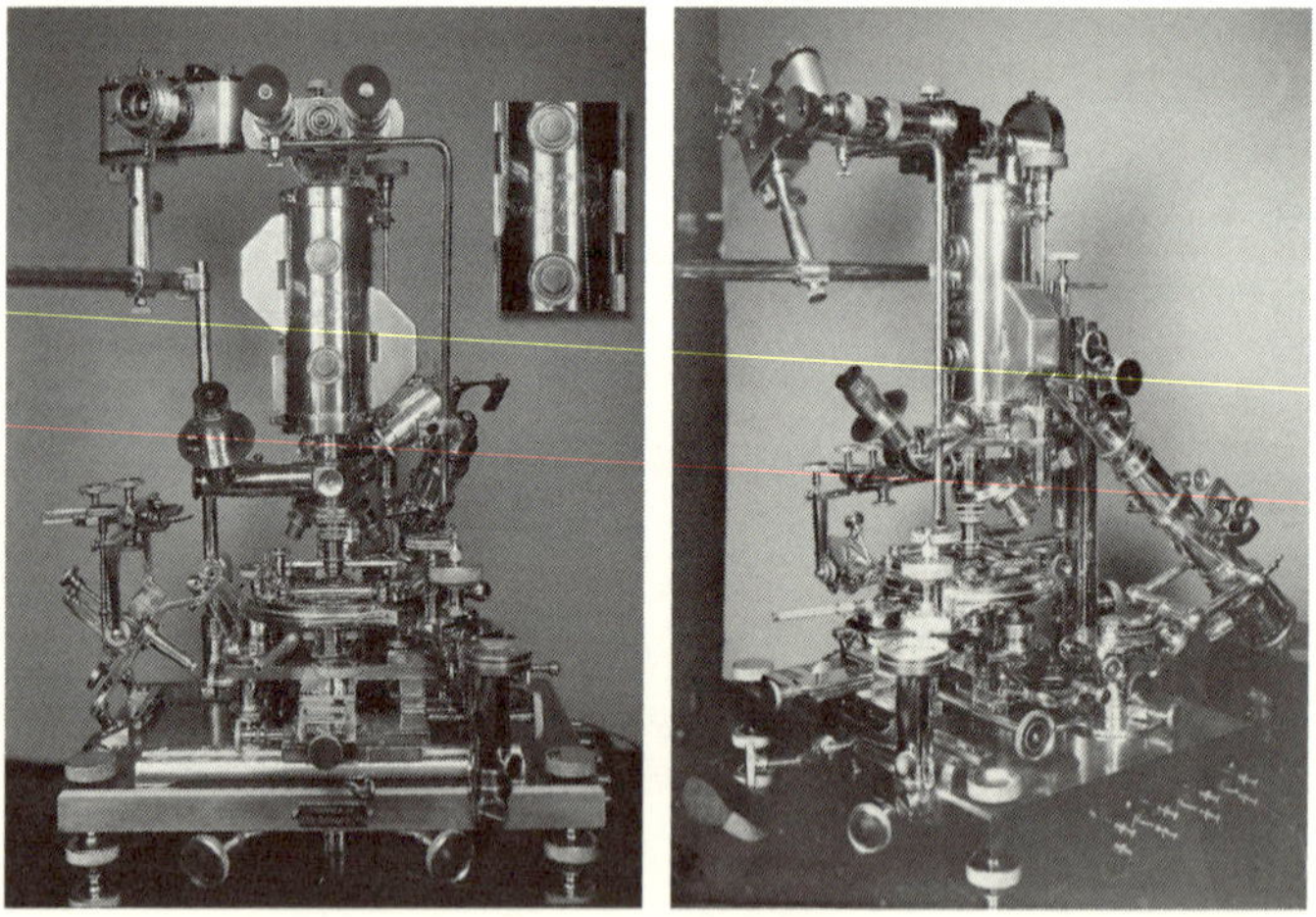

ユニバーサル顕微鏡

かに劣る製品だったことを確認している。

●遂に人間の目で突き止めたガン原因菌の存在

自らの力で高性能な光学顕微鏡を作り上げたライフは、ようやくガン原因菌を探すという課題に取り組めるようになった。だが、この先が問題だった。ライフは睡眠時間を削って毎日顕微鏡を覗き続けたが、十数年経ってもガン原因菌を見つけることができなかった。

通常、無色透明の微生物を観察するには染色液を使用する。染色液なしでは対象を見つけ出すことは至難の業である。だが、ライフは、その染色用化学物質の酸が微生物を殺してしまうがために自分の顕微鏡の能力が生かされなくなってしまうのではないかと考えた。

そこで、染色液を使用せずして、無色透明の微生物を目立たせ、見つけ出す方法を探った。そして、数年間の格闘の末、物質が特定の波長の光を当てると発光する性質を利用して、ライフは微生物自体を発光させる技術を編み出した。そうして十数年という時を経て、ついにライフは赤紫色の微小なガン原因菌を発見したのだった。

だが、さらに難題があった。それは、ガン原因菌の分離・培養である。ライフはその方法を見つけ出せないでいた時、ガン原因菌を含む培地を特別な環境に置きっぱなしにしてしまったことがあった。翌日、その培地を発見すると、偶然にもガン原因菌が増殖していたのだった。そこで、その条件を再現して、ライフは困難と思われたガン原因菌の分離・培養にも成功したのである。

ライフは自分が発見したガン原因菌をXバクテリア（BX）と呼んだが、それは置かれる環境によって数段階に姿を変える存在だった。別の姿の一つはYバクテリア（BY）と呼ばれた。

因みに、当時、病原体と言えば、その主役はバクテリアであり、フィルターで濾すことができた。しかし、フィルターですら通り抜ける小さな微生物が存在し、それは濾過性バクテリアと呼ばれていた。

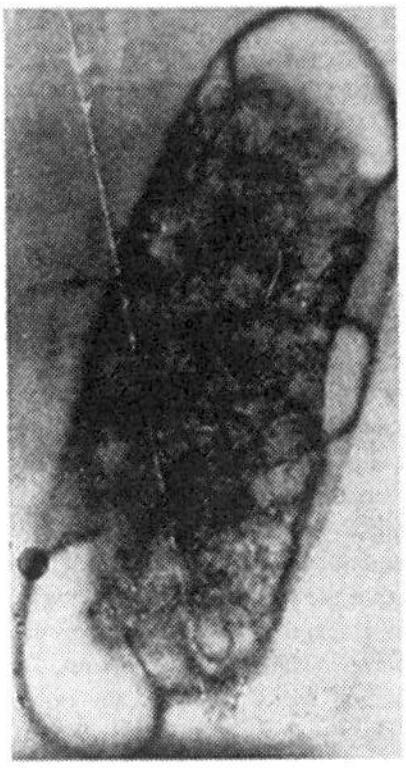

2万3000倍で撮影したチフス菌

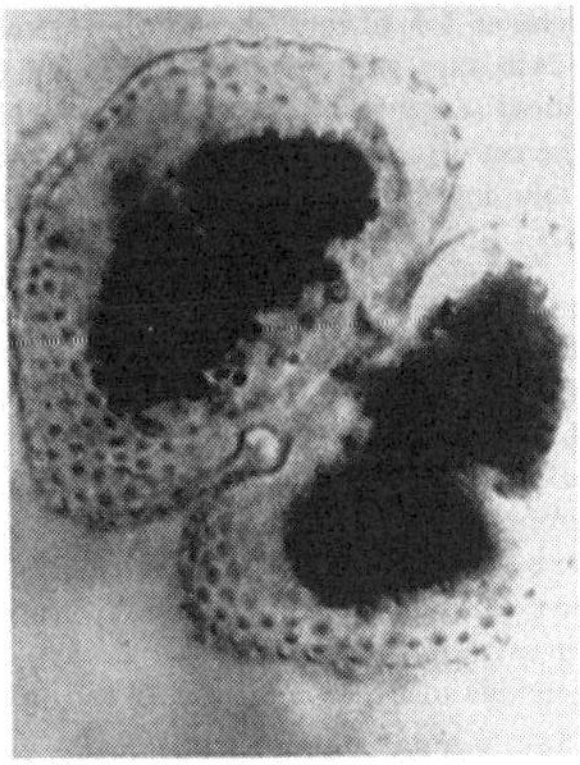

1万7000倍で撮影した葉緑素細胞

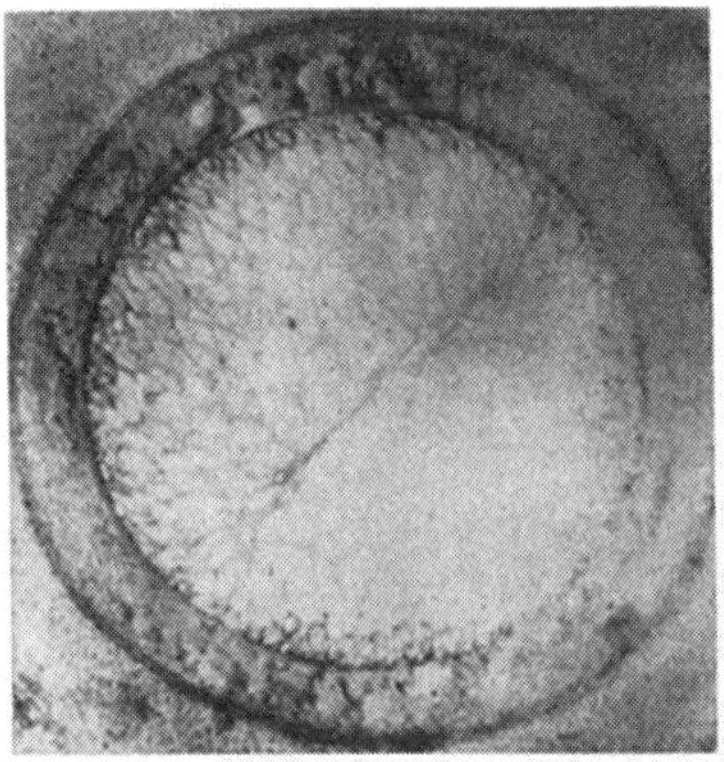

2万5000倍で撮影した破傷風菌の芽胞

今日、そんな小さな存在はウイルスと呼ばれている。そのため、ガン原因菌ではなく、ガン原因ウイルスと呼んだ方がよいのかもしれないが、当時の認識としては、決して間違っていたわけではなかったことはご理解いただきたい。

●さらに様々な病原体が死に至る周波数の発見に成功

ライフは自分の発見を確認すべく、人の乳ガン組織から得たＢＸ溶液をラットに接種してみることにした。すると、３〜４日で接種を行った個所の乳腺組織に病変が現れ、病理検査の結果、典型的な悪性腫瘍と判定された。ライフはこの実験を４１１回繰り返し、同じ結果を得た。

ガン治療の成功を目指していたライフは、自分が発見・分離・培養したガン原因菌に対して何を行えば死滅させることができるのかを調べることにした。そこで、紫外線やX線を照射してみたが、ＢＸは極めて屈強で殺すことはできなかった。だが、意外にも摂氏42度を2日間維持すると殺すことができたのだった。

とはいえ、ヒトの体温を強制的に42度に高め、２日間維持させてガン原因菌を死滅させることは不可能である。そこで、１９２０年頃から温めてきた構想であったが、ライフは電磁放射線を利用して病原体（ガン原因菌）を殺すことを考えた。微生物は特定の周波数によって死ぬのではなかろうか？

それを確認することは決して難しいことではない。なぜなら、ライフにはウイルス・サイズであれ、病原体を生きたまま観察しうる光学顕微鏡があったからである。脇から様々な波長（周波数）を有した光を与えながら、顕微鏡で生きた病原体の活動を観察すればよい。ライフは実際にこれを行い、特定周波数の刺激を受けることで、病原体が集合したり、破裂・崩壊する様を目で確認したのである。

そのようにして、ライフはガンを含め、様々な病気を引き起こす病原体が死に至る周波数、すなわち致死周波数（ＭＯＲ＝Mortal Oscillatory Rate）を見つけ出すことに成功した。今日までに知られているのは17の病原体の致死周波数ではあるが、他に40もの病原体の致死周波数をライフは発見した。そして、ＢＸの致死周波数は１６０７４５０Hz（または１６０４０００Hz）、ＢＹの致死周波数は

1529520Hzと特定した。

●ライフが確立した周波数療法は医学界全体の脅威に

1934年夏、パサデナ病院の取締役員だったミルバンク・ジョンソン博士は南カリフォルニア大学特別医療研究委員会の下、臨床試験を実施することにした。様々な悪性腫瘍に苦しむ末期ガン患者と結核患者を合わせて16人が参加した臨床試験の結果は、病理学者アルヴィン・G・フォード博士率いる医師チーム6人によってモニターされた。

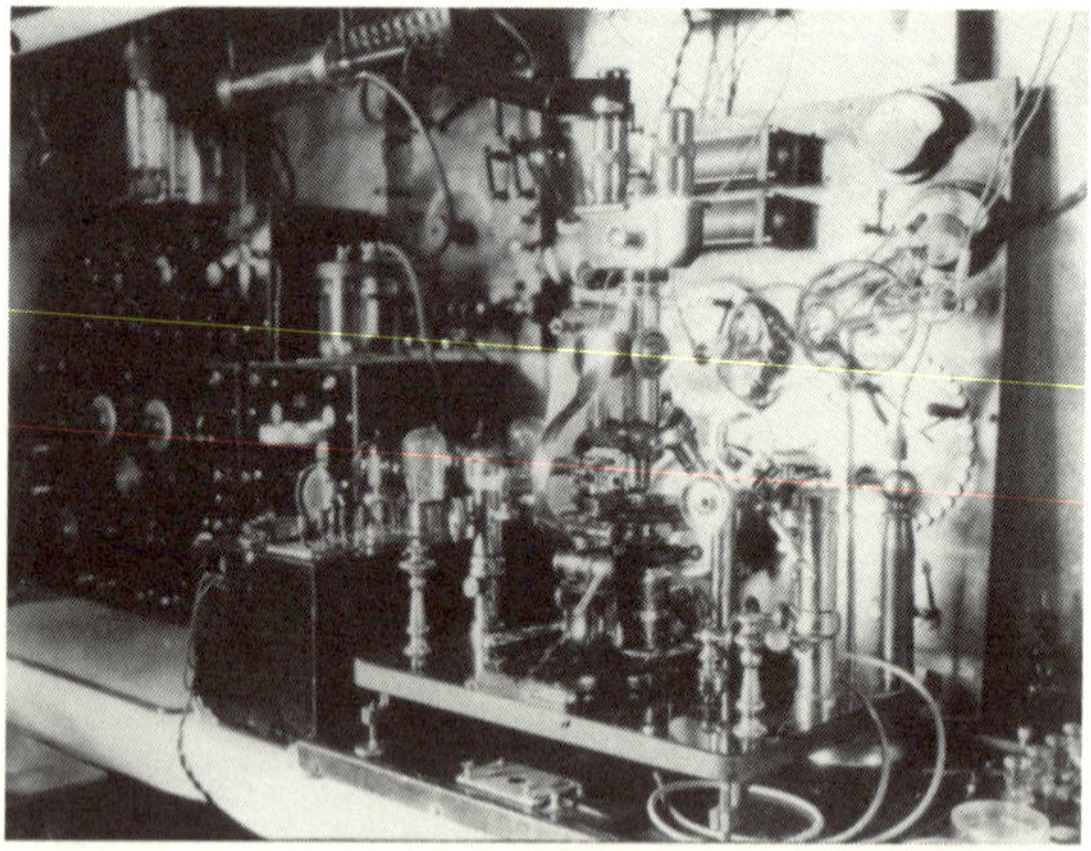

写真右のX線管から特定周波数の光を発しながら観察を行った

治療には、周波数器具から真空管ランプの発光を通じて致死周波数を3分間発することで行われた。この3分間の治療が行われると、3日という間隔を空けて、再び3分間の治療を行うことを続けた。3日という間隔を空ける理由は、致死周波数の照射により体内で死んだ微生物（老廃物）をリンパ液を通じて排出させる時間を与えるためである。

この治療の結果、南カリフォルニア大学の医師チームは、16人のうち14人が70日以内に臨床的に治癒したと表明した。残りの2人の治癒にはさらに20日を要した。つまり、治癒率は100％だった。

このような大成功はその後の医学を変えたのだろうか？　いや、残念ながらそのようにはならなかった。

その数年前からライフは世間の注目の的だった。ウイルス・サイズの病原体を

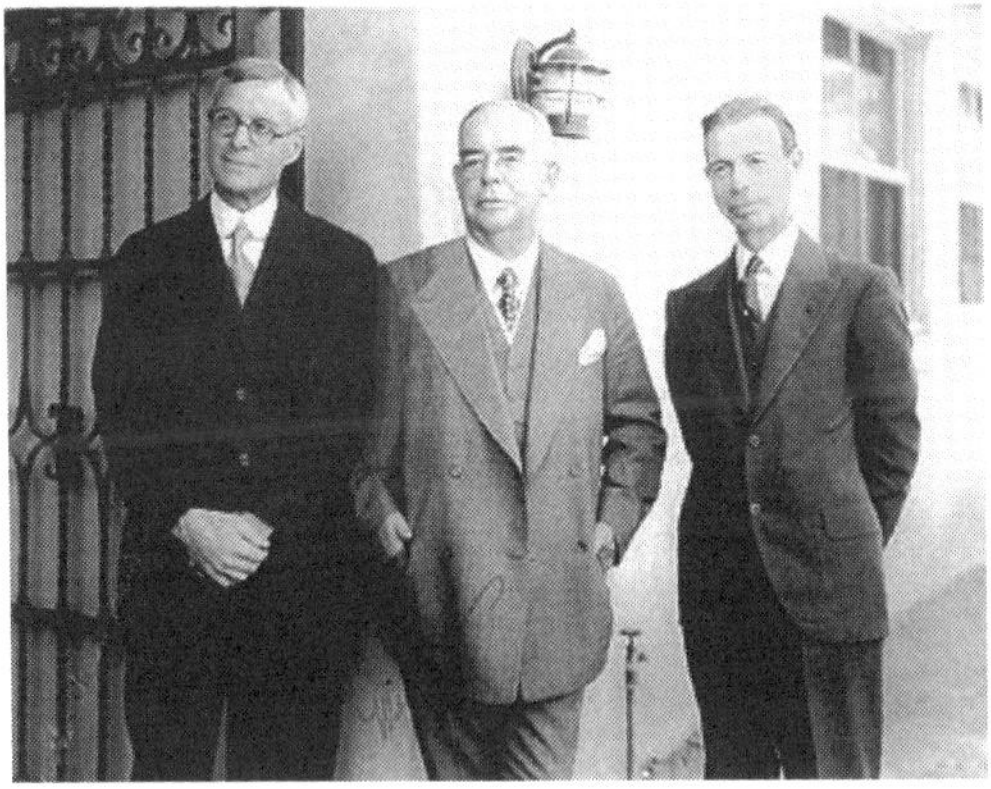

左からアーサー・ケンダル博士、ミルバンク・ジョンソン博士、ロイヤル・レイモンド・ライフ

生きたまま観察可能な高性能光学顕微鏡を開発し、それまで見ることのできなかった世界を医学界にもたらしていた。それにより、病原体は置かれた環境によってその姿形を変えることが確認され、医学界に多大な衝撃を与えたのである。

かつてフランスの医師・化学者・薬学者のアントワーヌ・ベシャン（1816－1908）は、分解能の低い光学顕微鏡を使いながらも、体液中に存在する生命の基本単位である分子顆粒「マイクロザイマ」を発見し、それが環境によって不安定になると、病原性のある細菌を生み出すと主張した。つまり、健康体においては有害とはならない常在菌が、実は様々なサイズや形に変容しうる「プレオモルフィズム（多形現象）」という特性を有しており、置かれた環境の変化によって病原体に変容しうることを示したのである。

一方、フランスのルイ・パスツールは、病気（感染症）は外界から侵入する特定のサイ

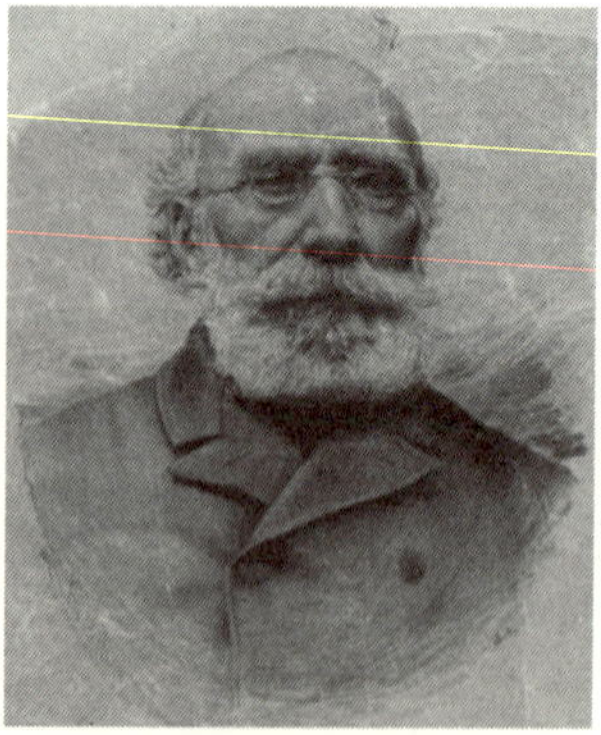

アントワーヌ・ベシャン

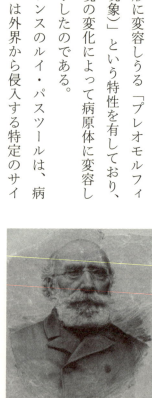

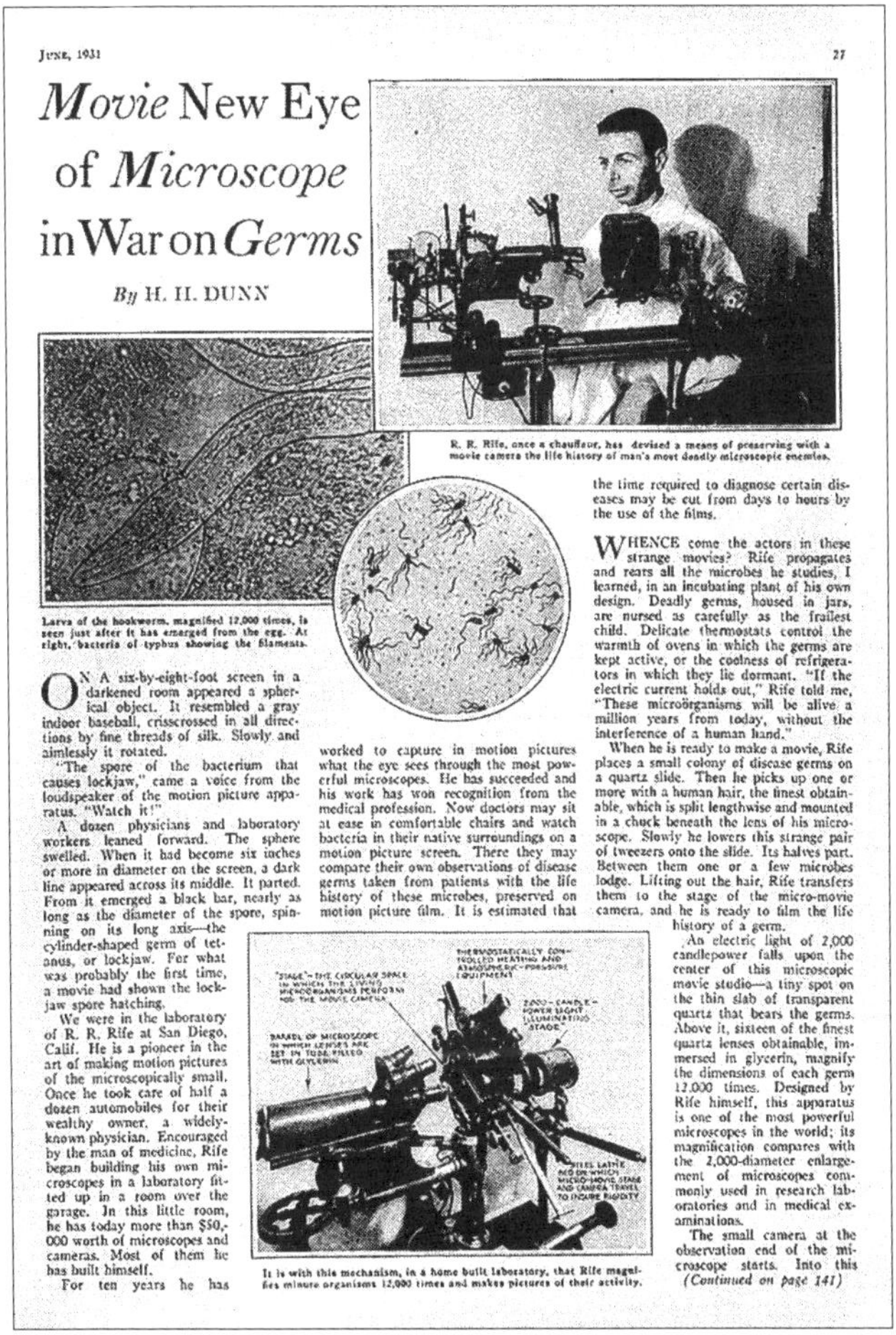

Movie New Eye of *Microscope* in War on *Germs*

By H. H. DUNN

R. R. Rife, once a chauffeur, has devised a means of preserving with a movie camera the life history of man's most deadly microscopic enemies.

Larva of the hookworm, magnified 12,000 times, is seen just after it has emerged from the egg. At right, bacteria of typhus showing the filaments.

ON A six-by-eight-foot screen in a darkened room appeared a spherical object. It resembled a gray indoor baseball, crisscrossed in all directions by fine threads of silk. Slowly and aimlessly it rotated.

"The spore of the bacterium that causes lockjaw," came a voice from the loudspeaker of the motion picture apparatus. "Watch it!"

A dozen physicians and laboratory workers leaned forward. The sphere swelled. When it had become six inches or more in diameter on the screen, a dark line appeared across its middle. It parted. From it emerged a black bar, nearly as long as the diameter of the spore, spinning on its long axis—the cylinder-shaped germ of tetanus, or lockjaw. For what was probably the first time, a movie had shown the lockjaw spore hatching.

We were in the laboratory of R. R. Rife at San Diego, Calif. He is a pioneer in the art of making motion pictures of the microscopically small. Once he took care of half a dozen automobiles for their wealthy owner, a widely-known physician. Encouraged by the man of medicine, Rife began building his own microscopes in a laboratory fitted up in a room over the garage. In this little room, he has today more than $50,000 worth of microscopes and cameras. Most of them he has built himself.

For ten years he has worked to capture in motion pictures what the eye sees through the most powerful microscopes. He has succeeded and his work has won recognition from the medical profession. Now doctors may sit at ease in comfortable chairs and watch bacteria in their native surroundings on a motion picture screen. There they may compare their own observations of disease germs taken from patients with the life history of these microbes, preserved on motion picture film. It is estimated that the time required to diagnose certain diseases may be cut from days to hours by the use of the films.

WHENCE come the actors in these strange movies? Rife propagates and rears all the microbes he studies, I learned, in an incubating plant of his own design. Deadly germs, housed in jars, are nursed as carefully as the frailest child. Delicate thermostats control the warmth of ovens in which the germs are kept active, or the coolness of refrigerators in which they lie dormant. "If the electric current holds out," Rife told me, "These microörganisms will be alive a million years from today, without the interference of a human hand."

When he is ready to make a movie, Rife places a small colony of disease germs on a quartz slide. Then he picks up one or more with a human hair, the finest obtainable, which is split lengthwise and mounted in a chuck beneath the lens of his microscope. Slowly he lowers this strange pair of tweezers onto the slide. Its halves part. Between them one or a few microbes lodge. Lifting out the hair, Rife transfers them to the stage of the micro-movie camera, and he is ready to film the life history of a germ.

An electric light of 2,000 candlepower falls upon the center of this microscopic movie studio—a tiny spot on the thin slab of transparent quartz that bears the germs. Above it, sixteen of the finest quartz lenses obtainable, immersed in glycerin, magnify the dimensions of each germ 12,000 times. Designed by Rife himself, this apparatus is one of the most powerful microscopes in the world; its magnification compares with the 2,000-diameter enlargement of microscopes commonly used in research laboratories and in medical examinations.

The small camera at the observation end of the microscope starts. Into this

(Continued on page 141)

It is with this mechanism, in a home built laboratory, that Rife magnifies minute organisms 12,000 times and makes pictures of their activity.

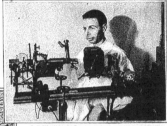

ライフの仕事を取り上げた新聞記事の数々

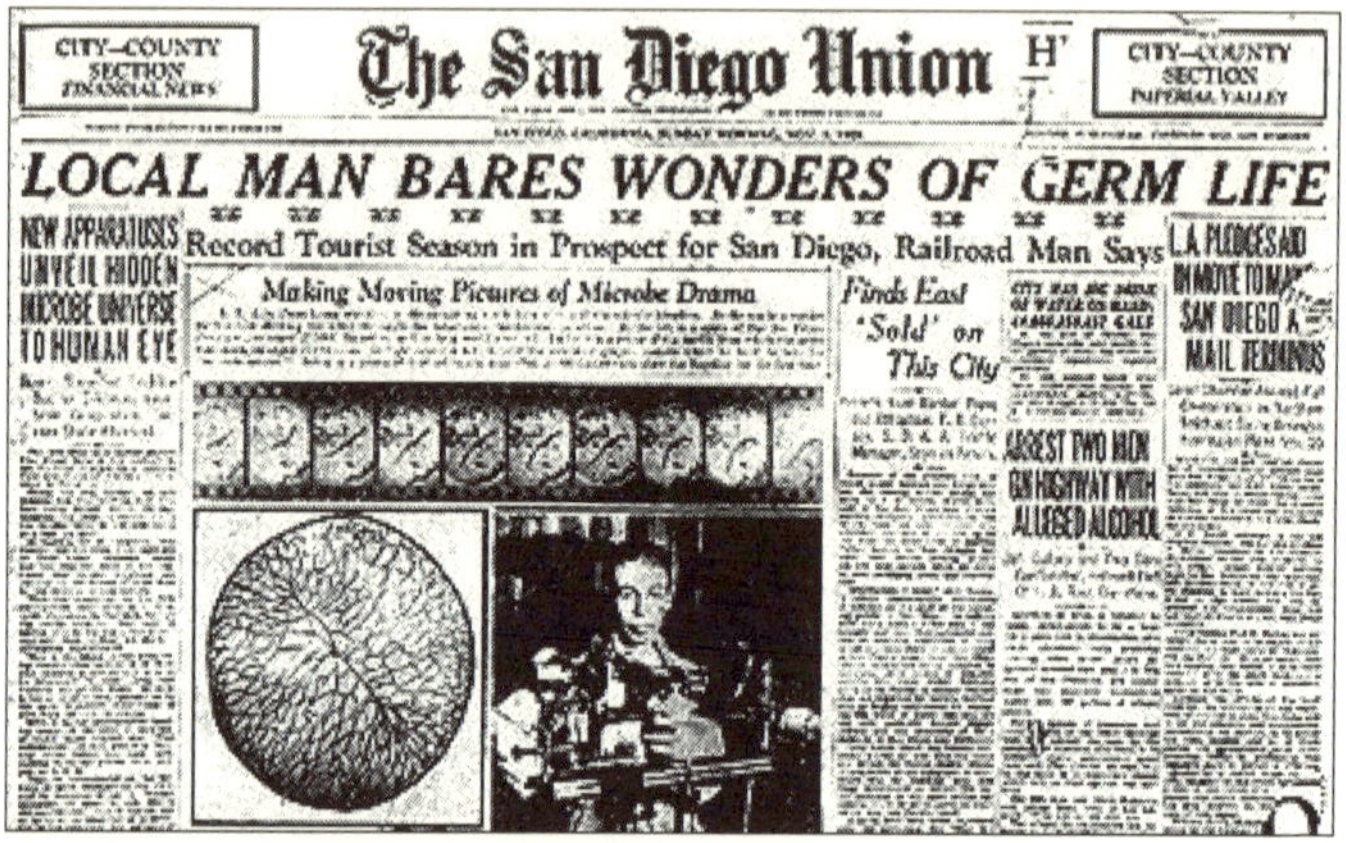

CITY—COUNTY SECTION FINANCIAL NEWS

The San Diego Union

CITY—COUNTY SECTION IMPERIAL VALLEY

LOCAL MAN BARES WONDERS OF GERM LIFE

NEW APPARATUS USES UNVEIL HIDDEN MICROBE UNIVERSE TO HUMAN EYE

Record Tourist Season in Prospect for San Diego, Railroad Man Says

Making Moving Pictures of Microbe Drama

Finds East 'Sold' on This City

L.A. PLEDGES AID IN MOVE TO MAKE SAN DIEGO A MAIL TERMINUS

ARREST TWO MEN ON HIGHWAY WITH ALLEGED ALCOHOL

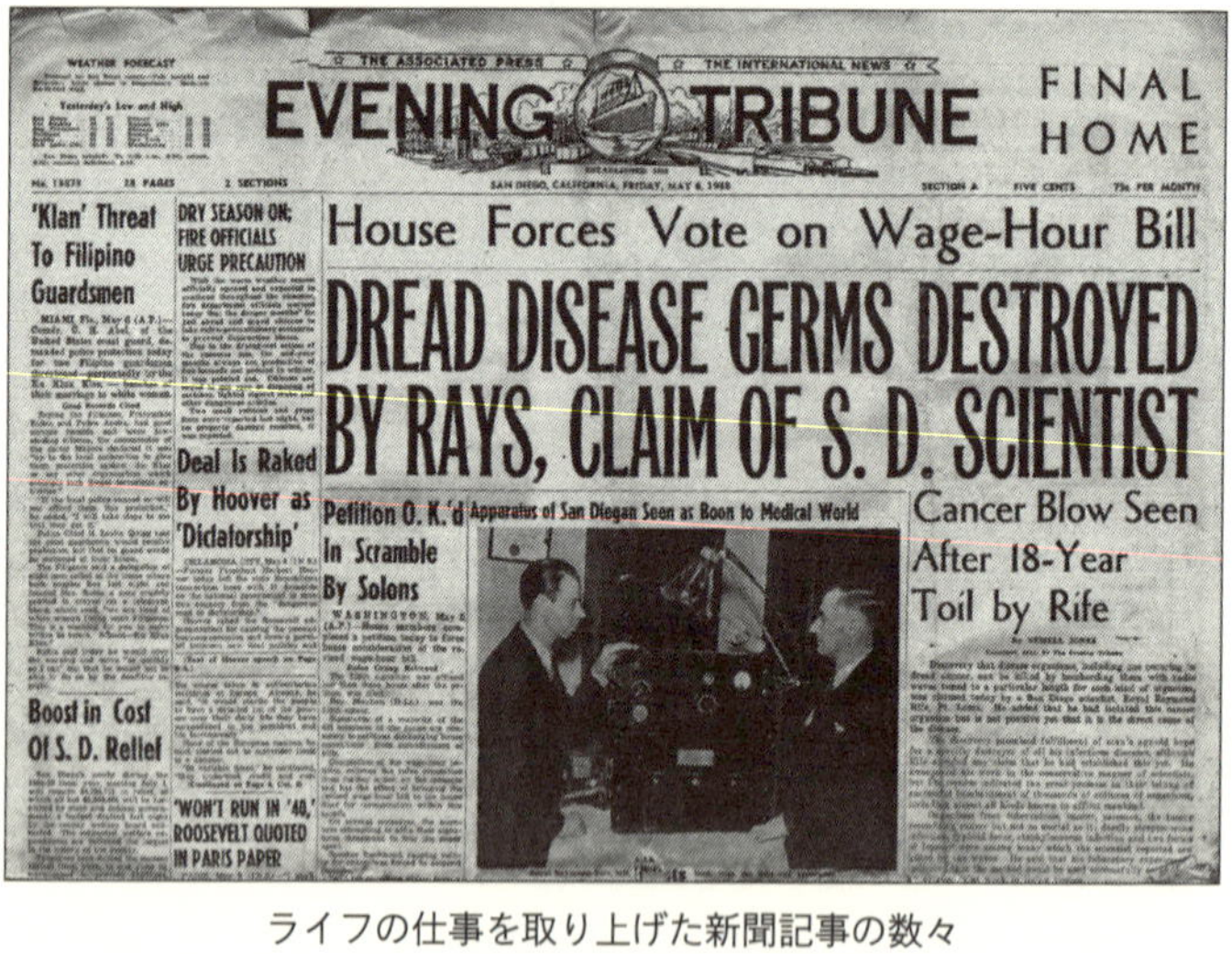

THE ASSOCIATED PRESS

THE INTERNATIONAL NEWS

EVENING TRIBUNE

FINAL HOME

'Klan' Threat To Filipino Guardsmen

DRY SEASON ON; FIRE OFFICIALS URGE PRECAUTION

House Forces Vote on Wage-Hour Bill

DREAD DISEASE GERMS DESTROYED BY RAYS, CLAIM OF S. D. SCIENTIST

Deal Is Raked By Hoover as 'Dictatorship'

Petition O. K.'d In Scramble By Solons

Apparatus of San Diegan Seen as Boon to Medical World

Cancer Blow Seen After 18-Year Toil by Rife

Boost in Cost Of S. D. Relief

'WON'T RUN IN '40,' ROOSEVELT QUOTED IN PARIS PAPER

ライフの仕事を取り上げた新聞記事の数々

ズと形の細菌——モノモルフィズム（単形性）——に起因すると主張した。この対立は大論争に発展したが、歴史が下した結論は、パスツール説の支持であった。それにより、ベシャンは医学界から葬り去られた。そして、その後の医学は、ルイ・パスツールの定説に基づいて築かれてきたのである。

つまり、ライフが最新のテクノロジーで病原体の生態を観察して得た結果は、一度下した結論をひっくり返すことになりえる脅威となったのである。

●ライフの周波数治療器は使用禁止で技術不明の状態

その後、ロックフェラー財団と米国医師会（ＡＭＡ）は、プレオモルフィズムを支持する医学者らへあからさまな圧力を加え始めることとなった。ライフが開発した周波数治療器の使用は禁じられ、それまでライフを支持してきた医師たちはライフの主張を否定する側に回った。多額のお金を受け取ってライフを裏切った医師もいれば、医師免許剝奪を恐れてライフとの関係を絶ち、ライフの周波数

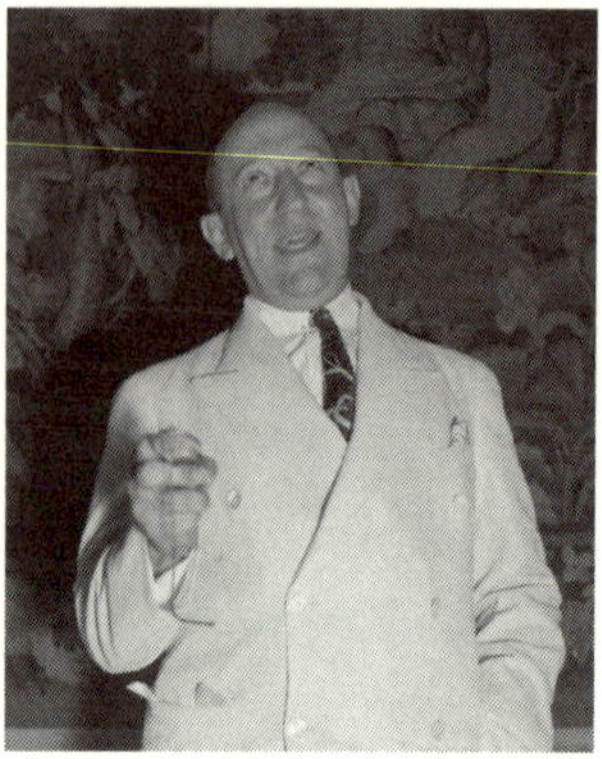

ライフを攻撃した米国医師会（AMA）会長モーリス・フィッシュバイン

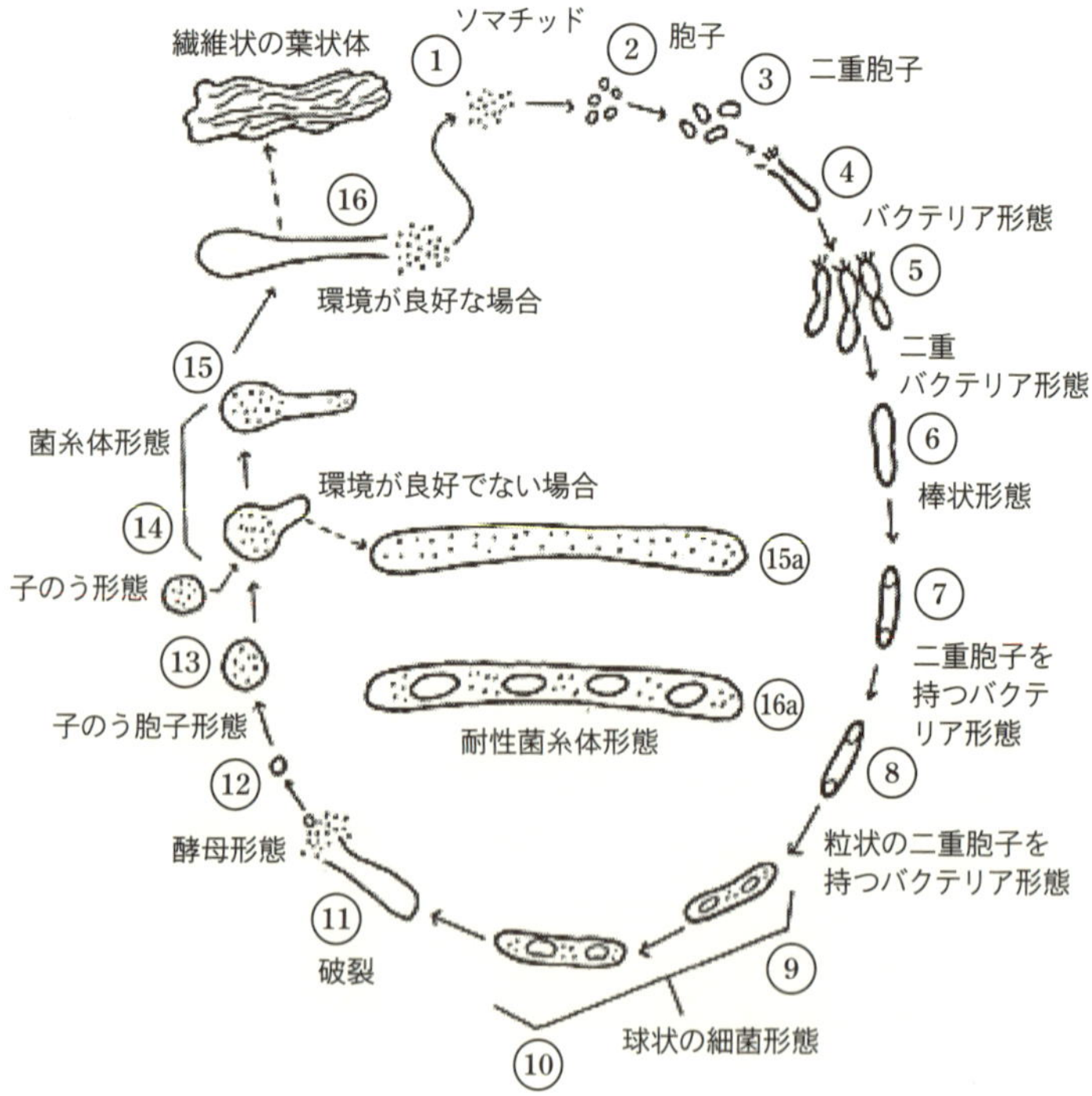

16段階のプレオモルフィズムを示すソマチッド

治療器の使用を止めた医師たちもいた。もちろん、定説を守るべく、ライフの顕微鏡の性能が調べられることはなく、プレオモルフィズムは否定された。ライフの周囲では不可解な交通事故、火事、盗難等の不幸が多発し、以後、医師による周波数療法は禁じられたのである。

再びプレオモルフィズムが否定・封印されたことで、病気は外からやって来る悪者が生み出し、その悪者を退治することが医学における最大のテーマであるとするスタンスは維持された。もしライフの発見が握りつぶされることがなければ、体内の環境を整えることが重要視されるようになっていたはずだが、現実には、悪は外にあり、自分にできることはほとんどなく、健康を取り戻すには医者という他人任せにならざるをえない状態、すなわち歪んだ思考回路を定着させることになったと言える。

このようなことから、その後長らく周波数療法は姿を消していた。少なくとも、アメリカにおいては、医師が周波数治療器を使うことは許されなかった。ライフが開発した治療器のほとんどが押収ないしは破壊され、その技術すら不明の状態が続いた。

ライフは病原体の致死周波数を発見していたが、治療の際、その周波数をピンポイントで発することは行わなかった。病気の種類毎に異なる周波数を発していたわけではなかった。ガンでも結核でも他の感染症でも同時に治療できたのである。それは驚異的なことであり、どのように周波数信号が発せられ、高い効果を発揮していたのか、説明できる人はいなかった。

だが、21世紀に入り、壊れて発見されたライフの治療器が修理されたことで、その謎が氷解した。病原体の致死周波数は数万Hzから百数十万Hzまで散らばっていたが、致死周波数の倍数を利用して、すべてが３００万Hz（３MHz）台にまとめられていた。そして、ラジオに用いる変調技術でその帯域を一気に、いわば絨毯爆撃していたのである。

これは、ライフの助手フィリップ・ホイランドが編み出した方法で、致死周波数の倍数を利用してもその効果が得られるという高度な知識に基づいていた。病気の種類毎に治療器の設定を変えねばならないことは医師たちにとって負担となった。そこで、ライフとホイランドはそれを不要とする方法を考え出し、提供に至っていたのである。

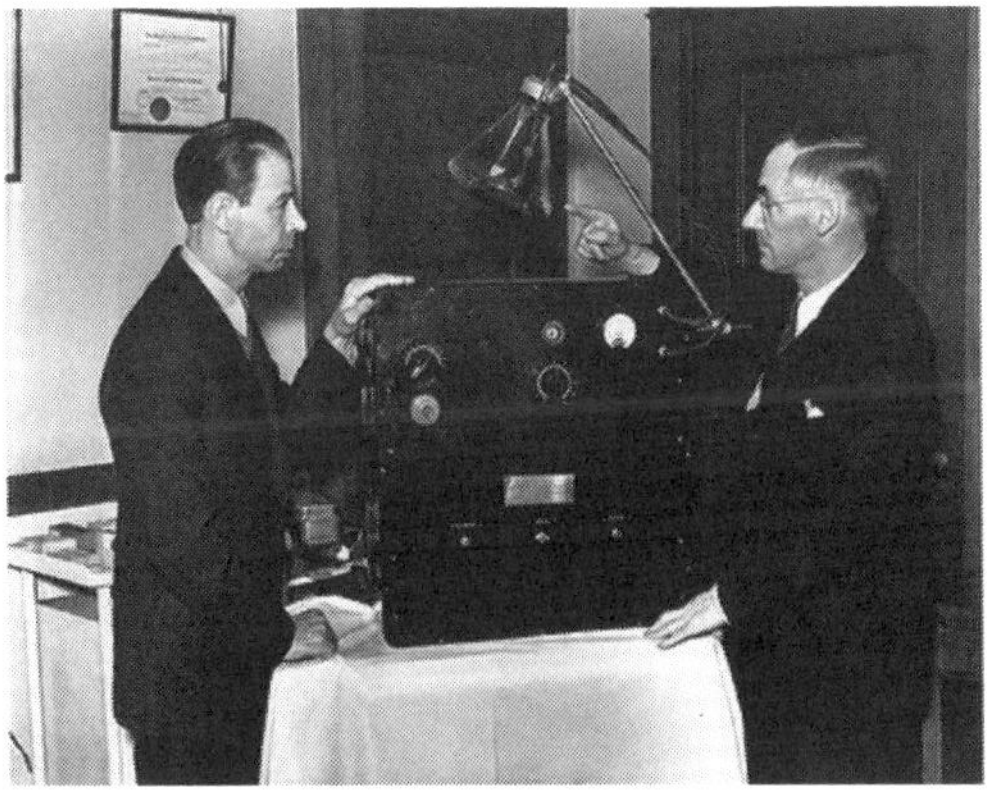

ロイヤル・レイモンド・ライフとフィリップ・ホイランド

第二章

遂に現代に蘇る！独自に改善改良された新しい周波数療法が既存の健康意識に大変革をもたらす

●ライフの周波数技術とヒーリング周波数は区別すること

ライフは周波数療法においてヒーリングを行うことはなかった。前章で説明したように、ライフは17の病原体の致死周波数と、未公開の40あまりの病原体の致死周波数を発見した。そして、病原体を共振原理で死滅させる治療に成功した。調べた周波数は数万Hz以上200万Hz以下だった。

ところが、今日では不可解なことが起こっている。ライフがまったく関わることのなかった数万Hz以下のヒーリング周波数の数々が「ライフ周波数」として誤って認識されているのである。100年も前にライフは超高性能光学顕微鏡を開発し、当時は不可視だった濾過性病原体（ウイルス）の観察に成功し、環境によって姿形を変えるプレオモルフィズム（多形現象）を確認し、病原体の致死周波数を発見し、共振原理で病原体を死滅させる治療に成功した。医学界に革命を起こしうる正真正銘の天才であった。

ライフが周波数発生器を用いて具体的にどんな周波数を発して、病原体を死滅させたのか、解明されたのは21世紀に入ってからのことだった。そのため、近年まで、ライフの技術を正確に把握できた人はいなかった。

つまり、ライフの技術を利用した周波数療法は21世紀にようやく再現された。ところが、ヒーリング周波数については、その何十年も前から存在していた。もちろん、ライフとは無関係である。しかし、伝説の天才ライフと関連付けることで、マーケティングに役立つと考えた人々が、そんなヒーリング周波数を「ライフ周波数」と呼び、ライフが実際にはどのような技術で治療していたのか把握できていなかった人たちが、自分たちの施術法を勝手に「ライフ療法」と称したのである。そして、誤った情報が無検証で日本に持ち込まれ、日本でも誤った情報が広がっていったのである。

筆者のようにライフの技術を研究してきた人間からすると、せめて真のライフについて調べてから日本で紹介してほしかったと思う。ライフは医療に役立てるべく微生物学に真摯に取り組んだ。実に控え目な人間で、やりすぎと思えるほど実験・検証を繰り返し、得られた客観的・科学的なデータを控え目に公表しただけだった。自分が実際に行って、分かったことの中から、一部を、慎重に言葉を選んで語った。自分が専門としない分野にまで口を出すようなことはしない男だった。ライフは医学界にケンカを売るつもりはまったくなく、自分が発見したことをただ公表しただけだったが、医学界のイデオロギー論争に巻き込まれ、標的とされ、ライフの技術を医療に利用することが禁じられた。そして、ライフは酒浸りとなってしまったのである。

もしライフが生きていて、今日の状況を見たら、さらに深酒に走ってしまうのではなかろうか……。筆者から読者へのお願いだが、ライフが関わっていない周波数療法については、「ライフ」という言葉（名前）を付けるのは止めていただきたいと思う。ライフの末路を思い出すと、気の毒でならないからである。

筆者はライフに多大な影響を受け、ライフの技術を応用した周波数療法を進めているが、それはライフ療法でもないし、ライフが発見した周波数を使っているわけでもない。ただの周波数療法である。大部分が独自のものである。不遇の天オライフの名前を利用したがる人々が少なからずいるのは理解できなくもないが、もっとライフに敬意を払ってあげてほしいところである。

●ライフの技術をなぞるバイオフィードバックスキャンとは

近年、ライフの技術が世界的に見直される動きが起こっている。その背景には、ライフの技術がほぼ解明されただけではなく、新しい技術「バイオフィードバックスキャン」の確立で、ライフの発見を客観的に検証できる可能性が開かれたことがある。バイオフィードバックスキャンにより、体内で増殖した微生物の共振周波数（致死周波数）を測定できるようになったのである。

バイオフィードバックスキャンとは、多くの場合、数万Hzから２００万Hz（２MHz）程度までの周波数を細かい刻みで次々と発していくことで、どの周波数を発した時に人体に流れる電気が大きく吸収されるのかを評価するものである。病原体を共振させる周波数が発せられれば、その病原体は刺激を受けて反応する。

そんな際、電気信号は吸収されるため、流れが悪くなる。それが異常周波数、すなわち、致死周波数として検出されるのである。ライフは、致死周波数に曝された病原体が一か所に集まってきたり、共振によって破裂死するなど、特異な変化を起こすことを顕微鏡で確認したが、そのような現象を効率的に再現するのがバイオフィードバックスキャンと言える（ただし、バイオフィードバックスキャンによる測定おいては刺激を与えるだけで、病原体は殺さない）。

ライフは、病原体を殺すことのできる致死周波数は、必ずしもピンポイントで発する必要はなく、0・025％という誤差の範囲内の周波数を発すれば、致死効果が得られることを発見した。そのため、優れた測定器においては、数万Hzから0・025％刻みずつ、少しずつ周波数を上昇させ、万遍なく200万Hzレベルまでその応答を調べることができる。これにより、増殖した病原体の存在を見落とすリスクは限りなく小さくなる。

バイオフィードバックスキャンにおいては、病原体に対して攻撃力を持たない波形（正弦波）が使用され、病原体の増殖が疑われる周波数を見つけ出す。そして、測定が終了すると、見つかった周波数に対して、今度は攻撃力の高い波形等の設定を採用して、病原体の駆除を目指す。

例えば、異常度の高い周波数を上位20個検出する設定を行ったとする。そして、検出された周波数を、攻撃力の高い設定で発する。因みに、施術法には電極棒を手で握るか電極パッドを皮膚表面に貼付するコンタクト法もあれば、プラズマ光を発光させるプラズマ法、遠隔でＤＮＡサンプルに周波数信号を与えるリモート法、さらに、ＰＥＭＦコイル法、コールドレーザー法、スカラー法など、様々ある。だが、一部の症例を除いて、ほとんどの場合、

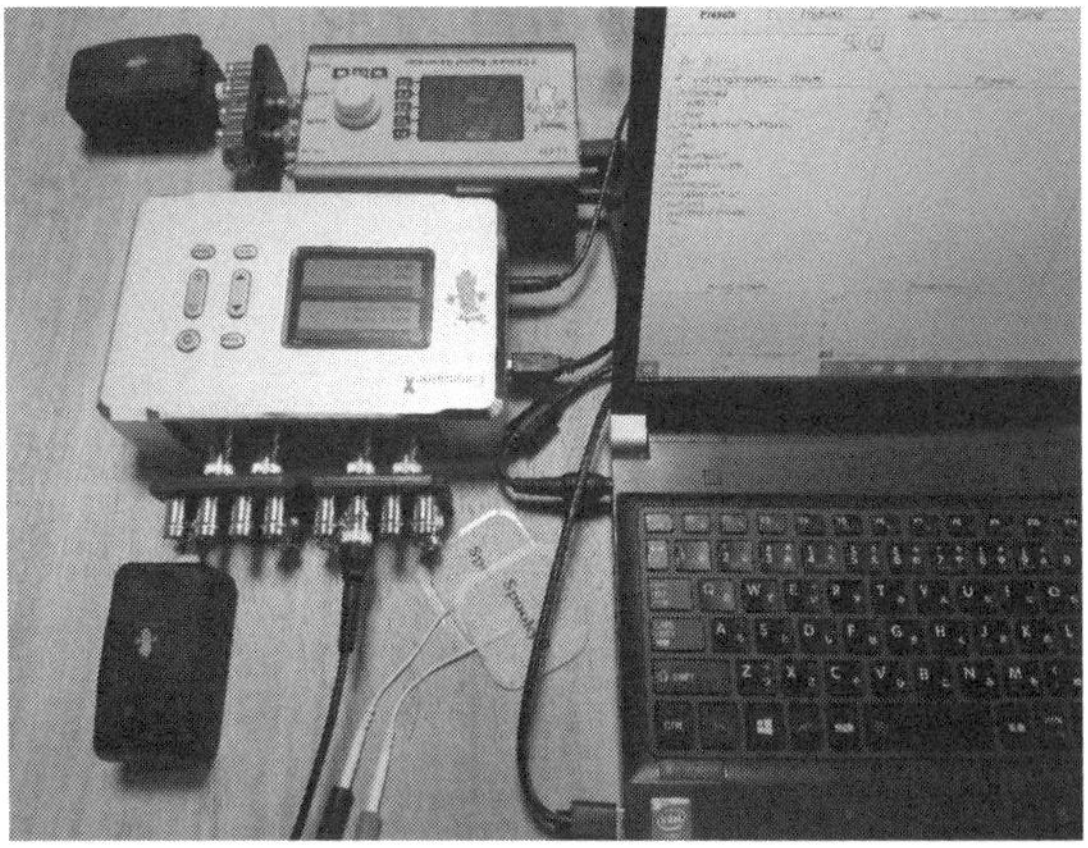

高精度なバイオフィードバックスキャンが可能な周波数施術機 Spooky2

コンタクト法で対処可能である。

検出された異常周波数からどう心身の改善へと導くか

では、検出された異常周波数に基づいた周波数信号を浴びると、どのようなことが起こるのだろうか？　病原体からすると、攻撃力の高い電気信号を浴びることになるため、一部が死に至り、他は一時的であれ勢力を弱めると考えられる。施術の翌日以降、再びバイオフィードバックスキャンによる測定を行うと、多くの場合、前回検出された異常周波数は検出されなくなるか、異常度を示す順位が下がるようになる。もちろん、攻撃力の高い適切な設定で周波数信号が発せられることが前提である。

これを週2回程度のペースで継続することにより、ある程度の改善は見込めるが、十分とは言えないケースが少なからずある。例えば、検出される異常周波数の変化を追っていくと、その人が抱える潜在的な問題（周波数）は、しばらくすると繰り返しぶり返してくる傾向が見られる。

通常、バイオフィードバックスキャンによる施術は、定期的に測定と施術を繰り返していくことだけが推奨されている。しかし、これだけではなかなか改善が見られないことがある。

そこで、筆者は周波数発生器（施術機）を型通りに利用するのではなく、効率を高めた利用法を考案した。筆者が行う周波数療法の講座においては説明しているることだが、その第一歩は「検出される周波数の変化を観察し、傾向を読み解くこと」である。

多くの人は、過去数回どのような結果だったのかを考えることなく、ただバイオフィードバックスキャンによる測定を繰り返す。一つの数値だけを記憶しておけばよい血圧測定とは違って、読み込むべき要素がいくつかある。少々面倒であっても、どの帯域が多く検出されるのか、その周波帯は常に現れるのか、時々現れるのか等、周波数の出方と変化を観察して、弱点となる周波数をきちんと把握することが大切である。そして、その周波数が時々現れる傾向が認められるのであれば、測定時に検出されないことがあっても、毎回その周波数は浴びておくべきである。

医師から抗生物質を処方された場合、与えられた分量がなくなるまで毎日飲み続けることが肝心である。飲み忘れたりすれば、体内で病原体を殺しうる薬の濃度が低下し、病原体を殺しきれず、ぶり返してくる可能性がある。このような例と同様に、周波数という薬も一定期間与え続ける必要がある。周波数による施術においては、すぐに効果が現れ、次回のバイオフィードバックスキャンによる測定においては、問題とされる周波数が検出されなくなりがちである。しかし、それは治ったことを意味するのではない。あくまでも一時的に異常度が下がっただけである。にもかかわらず、ただ定期的にバイオフィードバックスキャンを行うだけでは、時々攻撃するだけで、根絶する機会を逃してしまうリスクを生み出しうる。一時的に検出されなくなってしまった周波数も一定期間浴び続けることが重要なのだが、残念ながら、周波数施術機のメーカーでは、あまり知識がなく、取扱説明書において、そのような注意点をまったく記載していない。

●施術効果の高い減衰波の波形とは何か？

実は、他にも問題がある。病原体を殺す目的で設定される波形の他、電圧レベルや極性（オフセット）など、必ずしも適切な設定がなされていないことの方が多いのである。ライフは、人体に負担をかけることなく、病原体のみをターゲットにすべく、単純に最大振幅での反復を繰り返す波形の使用を避けた。それは細胞内で摩擦熱が発生することを防ぐためである。身体に与える負担を極限まで下げ、純粋に共振効果を引き出すべく、ライフは減衰波を使用した。減衰波とは、振幅が減衰していく波であるが、実は、効果においても非常に優れていた。

ただ、このあたりの事情を知らない研究者も多く、ほとんどの周波数施術機において、減衰波は使用されていない。また、方形

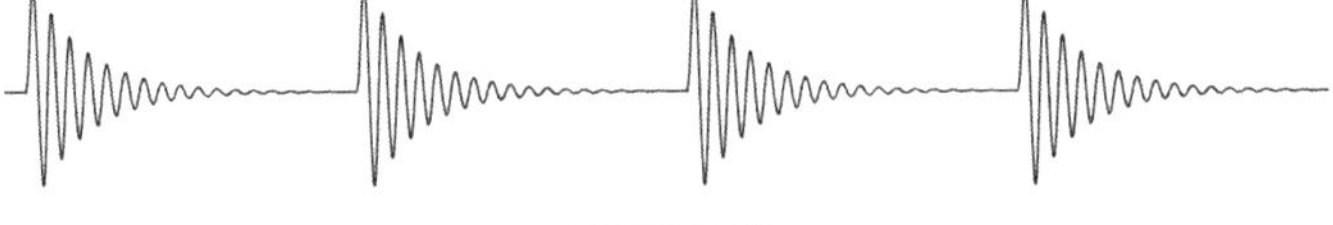

減衰波の例

波というパルス波が最善であるという誤解が広まっていたこともあるが（効果は十分に得られるが、最善というわけではない）、技術的に減衰波の生成が難しいことも背景にある。だが、施術効率と人体における負担の点で考慮されるべきことであり、筆者は一部プログラムを除いて、減衰波形を優先するようにしている。

また、波形だけの問題ではない。ライフの技術を少し学んだ技術者は、かつてライフが発見した病原体の致死周波数をそのまま使いがちである。しかし、今から１００年前、ライフは正確に致死周波数を割り出せていた保証はない。当時は、プリズムを利用して、角度から波長を、そして、周波数を割り出す方法が

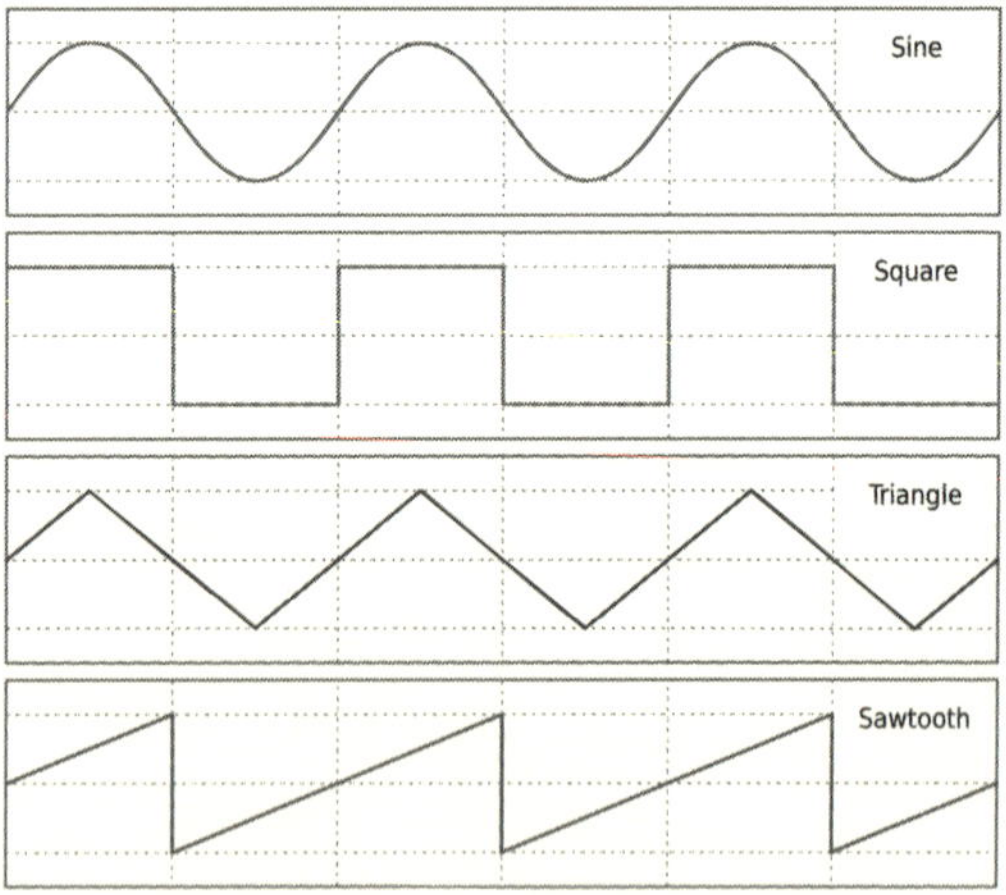

上から正弦波、方形波、三角波、ノコギリ波

採用されていたのである。現代の技術においては、設定した周波数をそのまま正確に再現することができる。ずれた周波数は発生しない。そのため、周波数が外れていれば、再現したところで効果は得られない。

●病原体は周波数をずらして逃げる？　ライフ治療成果の鍵とは？

さらに、バイオフィードバックスキャンを通じて筆者が感じたことがある。病原体は刺激を受けると共振周波数をずらす傾向を示すことだ。ピンポイントで狙っても、ずらして耐え忍ぼうとする。例えば、人間でも何者かに襲われれば、身体を丸くしたり、硬直させたり、通常とは異なる体勢になる。そんな反応の結果、共振周波数が微妙に変化する可能性がある。

そのようなことからも、ターゲットとなる周波数をピンポイントで狙うだけでは不十分であることに筆者は気づいた。

しかし、特定した病原体の致死周波数が必ずしも正確とは言えなかったにもかかわらず、なぜライフは治療においては目覚ましい成果を上げることができたのだろうか？

実は、当時ライフは周波数の設定時、アナログのツマミを回していた。そのため、どの位置が正確に何Hzなのか、当人でも分からなかったのである。そのため、致死周波数を確実に発することができるように、狙った致死周波数を含む帯域全体をカバーするように、ツマミを前後に動かして治療を行った。その結果、高い効果が発揮されたのである。

筆者は、狙った周波数だけがピンポイントで発せられるような現代的な手法は採用せず、そのような事情を逆算するような独自のプログラムを考案・作成した。それは、筆者が行う周波数療法の講座の受講者には教えているが、通常の周波数施術機メーカーが与えるプログラムにおいては特別に設定を変更しない限り、利用できないようになっている。

その他、現代の周波数療法の課題について触れておきたい。近年、周波数療法においては、身体に電極パッドを貼り付け、測定および施術を行うことが多くなっている。ところが、筆者の調査、研究、そして経験から言えば、電極棒を手で握って施術を行う方が高い効果が望める。腹部など皮下脂肪の多い部位では個人差が生じるだけでなく、周波数の高低によって伝達具合に差が生じやすい。また、電極パッドは繰り返しの使用によって導電性が衰える可能性もある。だが、手のひらは微妙な感覚すら分かる敏感なセンサーである。筆者が考案したちょっとした工夫を行うだけで、電極棒の使用でも身体全体に周波数信号を伝え、効率的な施術も可能となる。

さらに、周波数信号の極性の使い分けも施術に影響をもたらす。つまり、様々な条件を整えることで、施術効率は高まっていく。機械は同じでも、設定を変えることで周波数療法が強化されることを筆者は知り、見直しを図ったのである。いや、眠っていた潜在力を少しだけ引き出したと言えるだろう。

●現代のガンは手強くなったのか？　独自施術法で新領域のステージへ

さて、実際にガン患者に対してバイオフィードバックスキャンで異常周波数を測定してみると、どんな結果になるのだろうか？

興味深いことに、高い頻度でかつてライフが発見したガン原因菌ＢＸ（約１・６ＭHz）とＢＹ（約１・５３ＭHz）の周波帯が検出された。もちろん、これはガンの種類によっても異なり、いくらかの誤差も考慮せねばならない。だが、これは、ライフの発見が基本的に間違っていなかったことを示していたと言えそうである。

そして、多くの場合、ＢＸとＢＹの帯域以外からも強い反応が得られた。例えば、１・１MHz帯、１・３MHz帯、１・８MHz帯などである。おそらく現在のガンに対しては、ＢＸとＢＹの帯域に注目するだけでは不十分である。いくつか異形態が存在しているようで、それぞれに致死周波数があるのではないか？　既にライフの時代にも存在していたはずだが、現代の方がその変異状態を安定的に維持できるように変化してきているのかもしれない。そして、かつてよりもその治療が難しくなっている可能性がある……。

筆者は２０２２年秋より従来の周波数療法ではほとんど採用されていなかった技術を現代的に導入した独自の施術法を考案した。そして、当初は期待通りの効果が出るのか不安もあったが、次第にそれが確認できるようになり、ライフの発見に基づいた独自の改良が決して間違っていなかったことを悟るに至った。機械自体は市販の施術機を利用したものの、設定は独自に変更し、完全オリジナルの施術法を編み出したのである。

周波数療法に関して誤解している人がいる。ただ機械を購入して、取扱説明書を読んで動かせば、十分に施術効果は発揮されると思っている人が多いのである。だが、実際には、ある程度の予備知識が必要で、メーカー推奨の方法はあくまでも参考程度として、より効果を高める工夫を行わない限り、なかなか効果は発揮されない。それで、使ってみたものの、あまり効果が得られなかったと判断してしまう人々が少なからずいるのだ。筆者からすれば、結果が伴わないのは当然のことである。

だが、周波数療法について研究しているような筆者であっても、その潜在能力については、実のところ、十分に理解できていなかった。もっとはるかに広大で奥深い世界が存在していたのである。そして、筆者は２０２３年春からその新しい世界に足を踏み入れることになった。ガンウイルスの異形態への対応を含め、多くの謎が解けていくことになった。筆者はある人物と偶然に出会い、想像もしていなかった助けを得ることにより、数々の奇跡を目の当たりにするようになったのである……。

第三章

天と繋がった気功師との出会いで一挙に加速！
宇宙の創造主が後押しする周波数療法の奇跡

●気功との出会いから事態は大きく進展

ロイヤル・レイモンド・ライフは、数十ＫHz（数万Hz）から２ＭHz（２００万Hz）の範囲で調査を行い、17の病原体の致死周波数と未公開の40の病原体の致死周波数を発見した。だが、当時の技術では正確な周波数を測定することは困難だった。また、２ＭHzを超える帯域まで調べることはできなかった。

既に触れたように、21世紀を迎え、増殖した微生物の共振周波数（致死周波数）を測定可能な「バイオフィードバックスキャン」技術が誕生した。精度の向上とともに、検出された周波数をインパクトの強い波形信号で攻撃することで、治癒する事例が次々と報告されるようになった。ただ、測定帯域はライフが注目した周波帯、すなわち、２ＭHz以下に限定されていた。なぜなのだろうか？

２０２１年、筆者はバイオフィードバックスキャン技術を用いて２ＭHzを超える帯域を測定する実験・研究を始めた。すると、必ずしも良好な結果が得られないという現実に直面した。のちに触れることになるが、筆者は病原体となりうる微生物だけでなく、いわゆる善玉菌の共振周波数も同帯域に混在するのではないかと推測した。そして、2MHzを超える周波帯においては、一律な測定・施術の実行は通用せず、個々の病原体に対してそれぞれ個別の施術プログラムを開発せねばならないのではないかと感じた。

それは、行く手を阻まれたようなもので、2MHz超の帯域をバイオフィードバックスキャンで調査していく計画は頓挫した。このプロジェクトは1年以上放置され、筆者はそれをほとんど忘れてしまっていた。ところが、接点すら見えない気功との出会いから事態は大きく進展することになったのである。

今から30年ほど前、筆者はアメリカ滞在中、ある日本人気功師と出会った。彼は家族でアメリカに来ており、おそらく本業は日本の某宗教団体のアメリカ駐在員と思われた。いや、ひょっとするとその団体に雇われて長期で同行していた気功師、あるいは信者の気功師だったのかもしれない。というのも、何度か会って世間話をするうちに、彼はアメリカ国立衛生研究所（NIH）の研究プロジェクトに気功師として参加していたということを口にしたからである。彼は病人に対して気功によるヒーリングを継続的に行い、研究所ではその効果を調べていた。そして、ほとんどの場合、前向きな成果が得られていたことを教えられたのだった。

それまで筆者は気功について本を読んで、真似事を行ってきたこともあった。仕事さえ忙しくなければ、気功について学びたいとすら思っていたが、実践への一歩には至らなかった。その後も様々な機会があったものの、実際に行動に移すまで、実に30年近くもかかったのだった。

●健康に影響をもたらす「気」の発信と受動の能力

2022年秋、筆者は友人の付き添いで、ある気功の先生が営む治療院を訪問した。気功によるヒーリングに一定の効果が認められることは十分心得ていたものの、1回の施術で劇的に改善するようなケースは稀であることも知っていた。

そのため、何か特別なイベントが始まるかのような期待感はなかった。実際のところ、気功によるヒーリングの様子を目にし、自分でも少し体験させてもらったが、その効果自体について驚くような感覚は得られなかった。

ここで断っておきたいが、その先生から送られた気のパワーは私にも十分に感じられ、常人にはなかなかできないレベルであったことは確かだった。私が言いたいのは、まず自分自身がそれほど敏感な体質とは言えないこと、そして、施術を受けた友人の反応が特別大きなものではなかったということで、気功の先生に対する評価とはやや異なることである。自分が受けたらこのような感覚が得られるだろうという予想に近かったと理解していただければ幸いである。

だが、筆者はヒーリング効果とは異なる面でその気功の先生に興味を持ち始めることとなった。その先生のことはこれからA先生と呼ぶことにするが、A先生は友人を見るなり、「気」の受動能力○○○点、発信能力○○○点、潜在意識のプラス面○○点、マイナス面○○点などと評価した。

「気」の受動能力が高いほど、施術の効果が顕著に現れるという。例えば、直立した人の背後から気功師が「気」を送ると、本人の意に反して身体が大きく揺さぶられるようなことが起こる。そのように顕著に反応を示す人ほど受動能力が高く、「気」によるヒーリング効果が得られやすいとのことだった。実際のところ、私は友人よりもその点数が低く、想像通りの体感だったことを理解した。

また、発信能力は「気」を発する能力であり、他者へのヒーリング能力に繋がる。そして、潜在意識のプラス面とマイナス面の度合いは、深刻な病気に陥りやすいかどうかの判断に役立つという。

A先生は、それらの数値を向上させて、体調を改善させていくことを目指す施術を行っていた。つまり、その場で「気」を送るヒーリングにだけ注力していたわけではなかったのである。

というのも、A先生は毎回ヒーリングを行うが、基本、施術は月1回である。当然、その効果は1か月も持続しない。そのため、患者自身が日々呼吸法を含めた気功法や、トラウマ軽減を意図したワークの実践を求められる。そして、真面目に取り組む人々が目覚ましい効果を得る。

A先生が重要視しているのは、その時の状態を癒すだけではなく、将来的に再発しない体質に変えることだと筆者は理解している。大切なのは、自身で病気を克服することである。なぜなら、病気は主に患者自身の習慣的な思考・潜在意識によって生み出されるため、何も変えなければ、再発を待つのみとなってしまうからである。運が良ければ、再発に至る前に寿命を全うするだろうが、潜在意識の状態が悪ければ、半年後、1年後、数年後には再発してしまう可能性がある。そのため、顕在意識から潜在意識へと日々働きかけ、根本的な部分を治す（潜在意識の状態を変える）努力を患者自身に求めるのである。

当初、筆者は友人の付き添いで訪問し、ほとんど見ていただけであった。だが、数回目には、特別な体調不良はなかったものの、A先生の下で気功を学び、「気」を高めつつ健康を維持したいと思い、自分でも通い始めることにしたのだった。

これからさらにA先生について触れていくことになるが、筆者はA先生の名前や治療院の名前を明かさないことを条件に本書で触れることを許された。そのため、筆者や編集部に問い合わせいただいてもA先生についてお答えできないこと、ご容赦いただきたい。

宇宙の創造主と繋がったA先生が天から答えをもらう方法

ところで、A先生が評価する受動能力、発信能力、潜在意識などの点数はいったいどこからやってくるのか、読者のみなさんは疑問に感じられたことだろう。それは、信じられないという方もおられるだろうが、奇しくも天から与えられるのである。

実は、A先生が50歳の時、突然のようにある種の霊能力が開花し、天と繋がる体験をした。天とは、この宇宙を創造した存在、つまり、創造主だという。

ただ、A先生は、その時、何か劇的な変化を体験したわけではなかった。気になったことと言えば、何かを考えた時、その答えが以前よりも楽に得られるようになったことだった。自分自身の思考力が向上したのか、答えを出すまでに要する情報処理が高速化したような感覚だった。

だが、しばらくすると、そうではなかったことをA先生は悟った。試しに様々な質問を頭の中で発してみると、自分で思いつくのは不可能と思われる回答が次々と具体的に得られたのだった。回答者は自分自身ではなく、別の存在だった！

その存在には名前も人格もなかった。自らメッセージを伝えてくるようなことはなく、会話ができるわけでもない。天使、宇宙人、高次元存在等とのいわゆるチャネリング現象ではなかった。A先生が繋がる相手は、のちに分かったことだが、その上の領域に留まる存在、すなわち、この世界を作り出した存在であった。少なくとも、A先生にとっては、そのように捉えるしかない存在だった。

何か質問すれば、その答えは即座に降りてくる。答えは、言葉として聞こえてくるわけでもなく、形容しがたい感覚で瞬時に与えられた。

なお、A先生が得た霊能力は、決して幅広い能力ではない。霊と会話するような能力や、超能力捜査に有効な透視能力のようなものは持ち合わせていない。質問に対する回答が高精度で得られるという特徴があるものの、基本、未来のことは教えてもらえない。だが、本書を読み進めていただければお分かりいただけるだろうが、それでも大変な能力である。

さて、天と繋がって1か月ほど経ったある日、読書家だったA先生は何か面白そうな本を探しに図書館へ行った。そこで、自分は何を読むべきか、天に質問してみることにした。

それに対する答えは、●の列、●の棚、上から●段目、右から●冊目…といった具合に指示された。最終的に手にした本が気功に関する分厚い本であった。当時、A先生は気功に関して特別な知識はなかった。そこで、すべて読むのかと質問すると、何ページから何ページまでという回答があり、指定の場所を読んでみることにした。

読み進めていくと、それはA先生にとってとても興味深い内容だった。これが切っ掛けでA先生は、誰に師事するわけでもなく、天を師として気功を学び始めることとなったのである。

●人のために生きるA先生の人間業を超えたライフスタイル

A先生は気功の実践を始めた。そして、しばらくすると、気功によるヒーリングができるようになり、ボランティアで知人らの施術を行うようになった。そのようなことを何年か続け、60歳の時、本格的に気功の施術を行うべく、治療院を開設したのである。とはいえ、最初のうちは患者さんも少なかったため、フリーで仕事も続けながら、少しずつ気功師としての仕事を増やしていったのである。

だが、今やA先生は口コミで有名となり、とても忙しくなった。A先生の治療院は、毎日16時間、週7日営業している。すべて一人で行っており、営業時間中にA先生は食事は摂らない。すべて終わって帰宅してから1日1回の食事を摂り、睡眠時間は平均3時間とのことである。感心してしまうのはそれだけではない。毎日200通ぐらいのメールやメッセージがやって来るが、すべてに目を通し、返答するように心がけている。さらに、経済的に困っている患者さんからの施術料は出世払いとすることもあれば、回復後の仕事探しさえ手助けすることもある。実は、施術料はかなり安いのだが、その4分の1は福祉施設に寄付されている。時に、臨時収入があれば、その大半はやはり寄付に回るのである。

おそらく施術が月1回ペースとなる所以は、多くの患者さんのために毎日極限まで時間を割いているためと思われる。まさに人のために生きている先生なのであるが、特に感心してしまうことは、そのような自己犠牲をちっとも苦と思っていないように見えることである。天と繋がったからこそそんなライフスタイルに満足できるようになったのか、そんな人格者だったから天と繋がることになったのか？ その両方が当てはまるようにも思えるが、筆者には到底真似できることではなく、いつも本当に頭が下がる思いである。

●天からの周波数療法の評価は、現存の医療技術で最高点だった

A先生の治療院に月1回ペースで通い始めて4、5回目のことである。かつて

筆者は芸術家を目指していたことに触れると、A先生はある質問をしてきた。それは、「過去の芸術家で、最高点82点の才能を発揮した人がいるが、誰だと思うか？」というものだった。もちろん、その点数は天からの評価である。その質問に対して、筆者は迷わず「レオナルド・ダ・ヴィンチ」と答えたら、正解だった。次に、「日本人で最高点の人は誰だったと思うか？」と聞かれたが、筆者には分からなかった。その答えは東山魁夷で79点とのことだった。

正直、芸術家の評価は難しい。歴史的に重要な仕事をしつつも、なかなか作品が売れなかった人もいれば、技量的に未熟でも

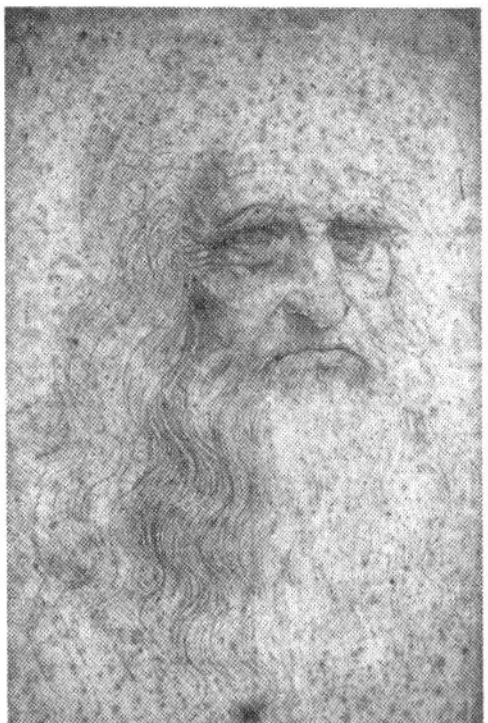

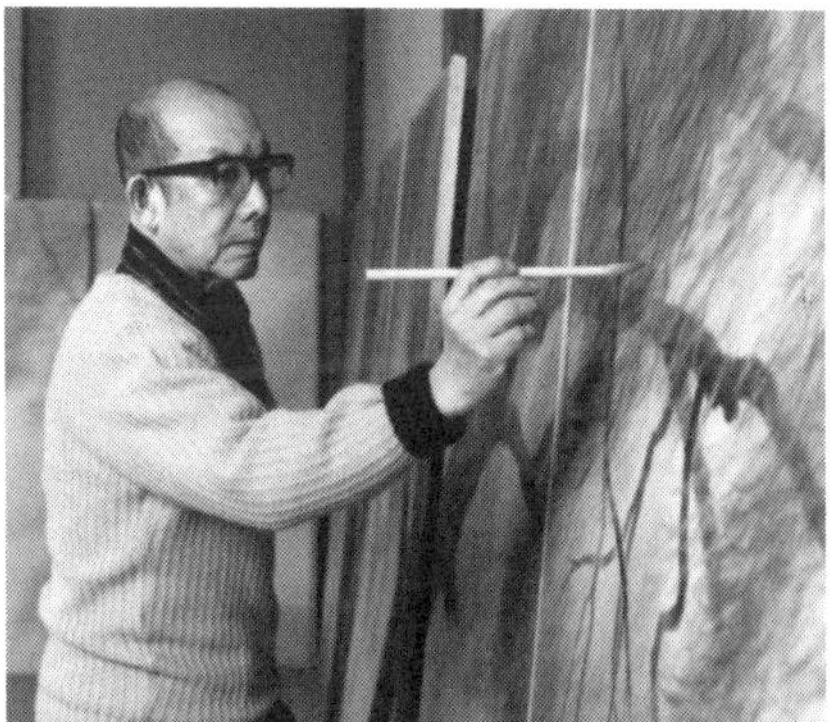

左：レオナルド・ダ・ヴィンチ自画像　右：東山魁夷

人気を博した人もいる。そのため、何を基準とすべきか、分からない部分がある。ただ、先生としては、上から降りてきた数値をそのまま語っているにすぎない。そして、先生いわく、どんな分野であれ、70点を超える人はなかなかいないとのことだった。

因みに、筆者の芸術家としての評価は70点であった。しかし、志半ばで辞めてしまい、今では研究者・文筆家をやっている。そこで、文筆家としての評価を尋ねてみたところ、それも70点だった。もし70点未満だったら、間違った選択をしたと感じたかもしれなかったため、少々ほっとした。一応、自分は適した仕事をしているようだった。

因みに、物理学者としてのアルベルト・アインシュタインは79点で、5億人に1人の才能だったという。また、昨今注目を集める野球選手の大谷翔平は2億人に1人の才能の78点だった。彼らとは比較にならないものの、70点の場合は、5万人に1人の才能とのことである。しかし、多くの人はどの分野で高得点が得られるのか気づいておらず、有能な人がその力量を発揮せずに終わっている可能性がありそうである。

実は、それまで伏せてきていたが、筆者は自分が代替科学・医療の研究者・文筆家であることをA先生に話した。そして、近年は周波数療法の講座やセミナーを開いていることを語った。すると先生は、現代の医療について語り始めた。

現在、西洋医学他、様々な代替療法が存在しているが、それらの評価はせいぜい50点台半ばで、A先生の知る限り、頼れる医療技術は存在していないということだった。そして、この世に存在しうる医療技術の最高点は62で、それ以上はこの地球の文明レベルでは不可能なようだった。

そんな医療の現状を知っている先生は、まったく期待することなく、周波数療法できちんと効果は現れているのか、質問してきた。筆者は、近年の日本国内の事例だけでも、何人ものガン患者や指定難病患者が癒されていることを知っており、その事実を伝えた。そして、予期しなかった返答を聞いたA先生は、おもむろに目をつぶって、天に質問したようであった。

次の瞬間、A先生が発した言葉は「驚いた！」というものだった。案の定、A

先生は周波数療法の評価を天に尋ねていたのだが、その点数は不可能と思われる数値、すなわち、62点という回答を得ていたのだった！　これは、周波数療法がこの世で最高の医療技術だということを意味した。そんな目標とすべき技術が、遠い未来に現れるのではなく、既に存在していたことにA先生は驚きを隠せなかったのである。

●なぜ周波数療法の評価だけがこれほど突出しているのか？

筆者としては、周波数療法が地上最強の評価を得たことにやや戸惑いを感じた。というのも、周波数療法は既に大きな成果を上げていたものの、それでも発展途上であり、まだまだ不十分な側面があると感じていたからである。失われたライフの技術が完全に復活・普及したわけでもなかった。ただ、その将来性は大いに期待されるものであり、62という点数は、今後の発展を見越した数値であると筆者は解釈した。つまり、背後の理論や技術は有効で、完成度の高い施術プログラムはこれから次々と生み出されてくる、と。

当時（２０２３年春）、筆者は周波数発生器としてSpooky2を使用し、生み出した独自の施術法を教える講座を開いていた（現在でも行っている）が、巷では様々な波動測定・施術機が出回っており、人気を博していた。そこで、代表的な4機の施術力に対する評価をA先生に尋ねてみた。すると、意外にもM機55点、T機53点、R機53点、A機56点という月並みなものだった。いや、通常の医療が50点台半ばであるため、優秀というべきである。

だが、Spooky2のような周波数施術機となぜ大きな差が出たのだろうか？　筆者なりに考察したところ、０・０１Hzから数十MHz、いや、ソフトウェアの設定次第で数百MHzまでの幅広い周波数に対応し、ヒーリングやデトックスだけでなく、病原体を殺せるような波形等の設定をほぼ無限に変えられること、ラジオニクスとは異なって客観性のある周波数が採用されていること、増殖中の病原体の周波数を検出できること、そして、過去に誰も探求してこなかった重要な高周波帯に大きな威力を発揮できる点にあるように思われた。

A先生は質問してきた。

「その周波数療法について、誰でも簡単に知ることができて、利用もできるの？」

その時、実は拙著『潰された先駆者ロイヤル・レイモンド・ライフ博士とレイ・マシーン』（ヒカルランド）が出版されてまもない頃だった。おそらくA先生は周波数療法に関心を持つこともなければ、日々忙しい生活をされているため、本など読む暇もないと筆者は勝手に考えていた。それで、その日はあえて拙著を持参していなかった。しかし、筆者は本にまとめて情報を公開している旨を話したところ、意外にもA先生はすぐにその場でスマホから拙著を注文してくれたのだった。そして、自分が読む暇がなくても、治療院に置いておけば、来院される患者さんの役に立つこともあるはずだということだった。

筆者は、単に既存の機械を動かすのではなく、独自に施術プログラムを開発しており、そのことについても触れた。そんなこともあり、A先生は筆者に対して「是非ノーベル賞をとってください」と言い添えた。

そして、A先生は親切にもさらに言い添えた。

「何か質問したいことがあれば、代わりに質問してあげるから、遠慮なく言ってください。ただし、一度にたくさんの質問はダメだよ」と。これがのちに従来の周波数療法の枠を超えた大発展に繋がるとは、この時、筆者もA先生も気づいていなかった……。

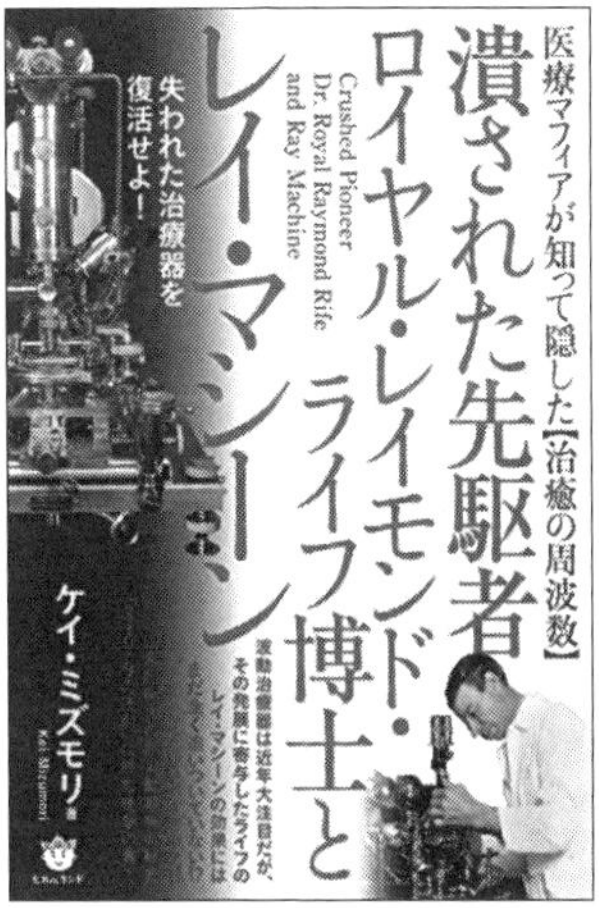

第四章

天の揺るぎない助けと共に開発スタート！飛躍的な技術進化に向かう独自の周波数技術

●「天は自ら助くる者を助く」の言葉どおりに事は進む

A先生から親切な言葉を頂いた後、筆者はその後どのような質問を行うべきか、考えるようになった。正直、質問したいことはたくさんある。しかし、A先生は毎日200通ものメールやメッセージに返信し、睡眠時間が3時間という超多忙な生活を送っている。決して個人的なことではなく、もっとスケールの大きなこと、あるいは人の役に立つような質問を考え、十分に精査してから質問せねばならない。

まず、思いついたのはガンの致死周波数についてである。先に触れたように、ライフはガンの致死周波数としてBXの1607450（または1604000）HzとBYの1529520Hzの二つを発見していた。しかし、現代の機械を用いて、ガン患者をバイオフィードバックスキャンしてみると、BXの1・6MHz帯やBYの1・5MHz帯とは別に、1・1MHz帯、1・3MHz帯、1・8MHz

帯などにおいても多く検出された。おそらく現在のガンは、100年前のライフの時代とは異なり、もっと手ごわくなっている。ガン原因菌は環境によって様々な形態に変化するプレオモルフィズム（多形現象）を示す。他の形態、あるいは変異株も存在し、それらの致死周波数を1・6MHz帯や1・5MHz帯に加えて攻撃しないことには、なかなか現代のガンに対処できないのではなかろうか？

病原体は環境によってその姿形を変えて、その致死周波数をも変えうる。ガン原因菌はBXの1・6MHz帯に留まることが多いが、BYの1・5MHz帯に変化することもライフは発見し、1回3分間の治療で双方を攻撃できる周波数信号を発した。現代のガンは、BXやBYだけでなく、他の形態をとる可能性がある。1・6MHz帯と1・5MHz帯の攻撃を受けて、他の形態に、いわば逃げ込んでしまえば、治療効果は得られない。そこで、筆者はガンの致死周波数は全部でいくつあり、どの帯域にあるのか、質問してみることにした。

ここでお断りしておかねばならない。A先生が繋がる存在に対して、説明を求めることはできないことである。自分自身で答えを考え、用意しておく必要がある。例えば、「ＹｅｓかＮｏのどちらなのか？」「①から⑤のどれなのか？」といった具合である。天は自助努力しない人は助けない。「なぜ？」という質問には答えてもらえない。自分で様々な可能性を考え、それらを列記し、答えはその中のどれなのか、選んでもらうことは可能であるが、説明はしてくれないのである。

●遂にガンの致死周波数が判明した！

筆者は周波帯を細かく区切って、ガンの致死周波数がどこにあるのか、選んでもらうことを考えた。そして、実際に行った質問が左記である。

［質問］ガンの致死周波数は下記のどの帯域にありますか？　番号で答えてください。複数存在する場合は、すべて教えてください。

① 50万Hz未満
② 50万Hz以上１００万Hz未満

③100万Hz以上110万Hz未満
④110万Hz以上120万Hz未満
⑤120万Hz以上130万Hz未満
⑥130万Hz以上140万Hz未満
⑦140万Hz以上150万Hz未満
⑧150万Hz以上160万Hz未満
⑨160万Hz以上170万Hz未満
⑩170万Hz以上180万Hz未満
⑪180万Hz以上190万Hz未満
⑫190万Hz以上200万Hz未満
⑬200万Hz以上250万Hz未満
⑭250万Hz以上300万Hz未満
⑮300万Hz以上350万Hz未満
⑯350万Hz以上400万Hz未満

⑰　４００万Hz以上４５０万Hz未満
⑱　４５０万Hz以上５００万Hz未満
⑲　５００万Hz以上

　そして、得た回答は非常に興味深いものだった。全部で６つあり、④、⑥、⑧、⑨、⑪、⑯であった。その後、さらに質問を繰り返して帯域を絞っていくと、ガンの周波数は１１８万Hz台、１３２万Hz台、１５３万Hz台、１６４万Hz台、１８３万Hz台、３７３万Hz台にあることが判明した。これは、驚くべきことに筆者の疑問を見事に解消する結果であった。現場の人間からすると、納得のいく周波数帯であったのだ。

　だが、世界中のライフ研究者も、周波数療法の専門家も、ガンの致死周波数はライフが発見した二つであると長らく信じてきた。いや、本書の読者でない限りは、今日でも信じている。そして、その二つの周波数で必ずしも成果が上がらない理由は、真の致死周波数はさらに上のオクターブにあり、十分な施術力が発揮されていないのではないかと推測されてきた。

だが、A先生の情報が正しければ、ライフが発見した周波数は、真の致死周波数より下のオクターブにあったのではなく、さらに4つ、計6つの周波数が存在していたことになる。特に、373万Hz台の致死周波数の存在は、さらに一つ上のオクターブに真のガン致死周波数があるという推察を合理的に説明できた可能性がある。つまり、取りこぼした周波数が存在することで、ガンの種類によって十分な効果が発揮できなかったとして説明されるのだった。

なお、ライフが発見したBX（1529520Hz）とBY（1607450／1604000Hz）の数値とややずれが見られたため、筆者はその点についても質問を行った。すると、当時の測定技術の限界で、正確な数値は出せなかったということであった。かつてライフはリスレー・プリズムを用いて屈折角を測定して波長・周波数を計算した。現代の技術と比較すれば、誤差が生じて当然と言えるものだった。

●ガン施術プログラムの作成に取り掛かる

さて、ガンの致死周波数計6つの発見は極めて重要な意味を持つ。6つすべての周波数をターゲットに含めた施術プログラムを作成すれば、すべての種類のガンを施術できる可能性が見えてくるからである。

そこで、筆者は早速ガンの6つの形態を一掃する施術プログラムを作成することにした。6つの周波数を数直線上に並べて、一気に全帯域を攻撃できる方法を考えた。その方法は、かつてライフと同僚のホイランドが採用したAMラジオの技術、すなわち、振幅変調方式である。

我々は遠方に音声のようなメッセージを伝えるために、ラジオの技術を発見・発達させた。大声を発しても伝わる距離は限られている。障害物があれば、さらに伝わりにくくなる。しかし、音声のような低い周波数（信号波）を搬送波と呼ばれる高い周波数に載せて（変調して）発すると、遠方まで伝えることができる。

これがラジオの技術である。

例えば、ＮＨＫ第一放送は５９４KHzの周波数の搬送波を発している。ここに、人の声や音楽などの周波数（２万Hz以下）を搬送波と合わせて（変調して）発する。受信機においては、合わさった搬送波を取り除く必要があるが、このような技術を使うことで、建物のような障害物があっても、遠方まで信号波を伝えることができる。

さて、具体的に１万Hzの音をＮＨＫ第一放送で流した場合、発せられる周波数は５９４KHz±10KHz、±20KHz、±30KHz…のところが強くなって伝わる。５千Hzの声を発すれば５９４KHz±５KHz、±10KHz、±15KHz…のところが強くなる。つまり、スタジオで人の声や音楽などを流せば、５９４KHz前後の周波数が常に変動しながら強く発せられることになる。ライフとホイランドはこれを利用して、複数の病原体の致死周波数が互いに近くなるようにまとめて攻撃した。

ここでいう致死周波数には倍数周波数が含まれる。例えば、10万Hz、20万Hz、25万Hz、50万Hz、１００万Hzを致死周波数とする５つ病原体が存在する場合、最小公倍数の100万Hz（1MHz）を発すれば、5つの病原体すべてを同時に攻撃できる。なぜなら、致死周波数の倍数も致死周波数だからである。

ライフとホイランドは17の病原体の致死周波数またはその倍数を組み合わせて、最小公倍数を生み出すように3MHz帯域にまとめて、その帯域をいわば絨毯爆撃したのである。BXの致死周波数1607450Hzを2倍すれば3214900Hz。BYの致死周波数1529520Hzを2倍すれば3059040Hz。結核菌（棒型）の致死周波数369433Hzを9倍すれば3324897Hz。結核菌（ウイルス型）の致死周波数769000Hzを4倍すれば3076000Hz。大腸菌（棒型）の致死周波数416150Hzを8倍すれば3329200Hz。大腸菌（ウイルス型）の致死周波数769035Hzを4倍すれば3076140Hz…。このように17の病原体の致死周波数を300万Hz（3MHz）台にまとめた。そして、300万Hz台（3・3MHzや3・8MHz）の搬送波と数百から数万Hzまで変動させる信号波を組み合わせて、300万Hz台を広範囲に絨毯爆撃したのである。

そのため、実のところ、致死周波数を正確に割り出せていなくても構わなかった。実際のところ、ライフの測定によるＢＸの致死周波数１・６０ＭHzとＡ先生に教えられた致死周波数１・６４ＭHzの差は、誤差と呼べるものではなく、はるかに大きな差であった。それでもＡＭラジオの技術を用いていたために、きちんと攻撃対象に入っていたのである。おそらく、ホイランドはそのあたりの誤差も考慮の上、振幅変調方式を採用したものと思われる。

さて、筆者は、ライフと同じ技術を用いて、６つの致死周波数を一気に攻撃可能なガン施術プログラムを作成し、完成させた。このガン施術プログラムは、筆者による周波数療法の講座を受講された方には安価で提供している。

1万Hzの壁を突破して治療の成功へ

ライフはＸ線管から発せられる光を利用して周波数信号を患者に与えていた。これはとても有効だったが、後年、もっと簡単に周波数信号を人体に伝えるべく、電極を皮膚に接触させる方法も検証し、同様の効果を出せる治療器も生み出していた。今日では、手軽に使用できることから、プラズマ光を利用した施術機よりも、電極棒や電極パッドを利用した施術機が普及している。

皮膚接触の場合、施術周波数は電気信号として皮膚表面から人体内に伝わる。実は、そんな電気信号は細胞の表面に伝わりやすく、細胞内部には伝わりにくい性質がある。これは、周波数の高低による影響を受けやすい。周波数が１００万Hz（１MHz）を超えていると、波長は極めて短くなり、信号は細胞膜を難なく貫通し、奥部まで到達する。しかし、周波数が10万Hzを切ると、波長は長くなり、信号は細胞内部にまで伝わらなくなる。細胞表面に電気信号が伝わるだけである。そのため、人体内の微小な病原体や細胞内をターゲットにする場合、１MHz以上の周波数を発す

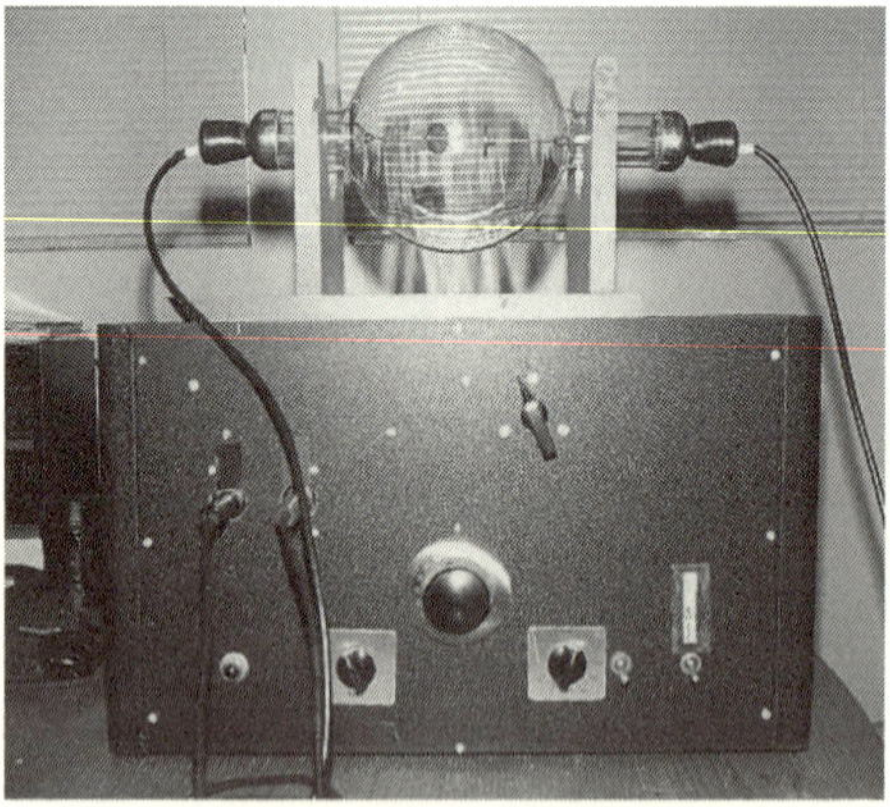

ライフが使用した治療器の一つ

ると効果が高まる。

幸い、ガンの致死周波数は1MHzを超えていた。そのため、偶然とはいえ、ライフにとってガン治療は成功しやすかった可能性がある（ただし、光を利用しても至近距離からの照射が不可欠である）。問題は、むしろ数万Hzから数十万Hz台前半だった。というのも、多くの病原体の致死周波数はガンと異なり、7万6000から88万Hzの間に集中していたからである。

だが、既に述べたように、致死周波数の倍数を利用してもその効果は消えない。ライフとホイランドは振幅変調技術を用いて、低い致死周波数に対してはその倍数を利用した。おそらく、これは偶然だった。というのも、当時はまだ周波数と細胞貫通性について十分な知識がなかったはずである。だが、天が味方したのか、ホイランドは致死周波数が低い場合はその倍数を用いて、3MHz台にまとめる方法を採用していた。

当時、ライフの治療器を使用する医師たちにとって、感染症毎に周波数の設定を変えることは煩雑であった。すべての感染症を一つのプログラムで治療できるようになることが理想であった。そこでホイランドは最小公倍数を生み出すように、様々な致死周波数を何倍もして、ある高い帯域にまとめる方法を考え出した。これが、結果的に1MHzの壁を突破し、ライフの治療を成功に導いたのである。

●オクターブの法則で倍数周波数を解説する

病原体の致死周波数の倍数を使用してもその病原体を死に至らしめることができることについて触れた。しかし、その理由について十分に説明していなかった。このことを考えるために、決して同じではないが、まずはオクターブの法則について触れておきたい。

音楽でいう「ド」の音は、異なるオクターブ上にも存在し、一つではない。すべての「ド」の音は共通した性質を有している。それは螺旋階段状になっていて、1周して真上にきたら1オクターブ上、5周して真上にきたら5オクターブ上である。なお、1オクターブ上昇すると周波数は2倍となり、2オクターブ上昇すると２の２乗で４倍となる。

これは電磁波においても同様で、可視光線の領域は、赤から紫まで螺旋階段を一周して登るように広がっている。紫の段からからさらに登ると紫外線となり、さらにその先はX線となる。反対に、赤の段からさらに下って行くと赤外線の領域にとなり、さらに下って行くと電波、マイクロ波の領域に至る。螺旋階段を上昇すると周波数が上がり、波長は短くなり、微視的な世界に向かう。螺旋階段を下降すると周波数が下がり、波長が長くなり、巨視的な世界に向かう。

基本、オクターブが異なっていても、螺旋階段の外周において垂直方向に引いた線上にある周波数群は同じ性質を有している。20万Hzが致死周波数の病原体に対しては、１オクターブ上の40万Hzでも２オクターブ上の80万Hz、３オクターブ上の１６０万Hzでも殺せる可能性が高い。

ここでお気づきの方も多いと思われる。倍数周波数と言えば、60万Hzや１００万Hz、１２０万Hz、１４０万Hzなどもある。それらはどう説明できるのだろうか？

例えば、楽器で音を鳴らすと、実のところ、いくつもの周波数の音が同時に発せられる。そこで、最も強く発せられる周波数の音をチューニングする。他に発生する周波数の音は倍音と呼ばれる。実際の楽器においては厳密に従うわけではないものの、発せられた周波数を整数倍した周波数の音も同時に生み出される傾向がある。これは、多くの周波数発生器においても同様で、特別な制限をかけなければ、整数倍の周波数も発生する。ただし、発した周波数の倍音は周波数的に遠くなるほどその振幅（ボリューム）は小さくなっていく。これは、周波数分布を調べるのに役立つスペクトラム・アナライザーと呼ばれる機械で確認できる。

この世界では、何か周波数を発すれば、その整数倍の周波数も同時に発生する。そのため、20万Hz、40万Hz、60万Hz、80万Hz、１００万Hz、１２０万Hz、１４０万Hz、１６０万Hz…といった倍数列の中の一つだけをターゲットにすることは難しい。40万Hzをターゲットにして、20万Hzを発した場合、40万Hzにもヒットするが、直接40万Hzを発した場合と違ってその振幅（強度）が小さくなる。一方、40万Hzをターゲットにして、80万Hzを発した場合、細胞内への貫通性が高まることも加わって、むしろ効果が高まる傾向がある。もちろん、何百倍もしてしまえば、効果が衰えるだろうが、数倍程度であれば、実際の楽器とは異なり、周波数発生器の場合、減衰効果が弱いため、倍数周波数は比較的よく効く傾向がある。

ただし、病原体をターゲットにしないヒーリング周波数の場合は、状況は異なってくる。今日まで知られてきたヒーリング周波数の多くは数万Hz以下で、数Hzから数千Hzレベルの低い周波数で人体の各部位は応答する。様々な効果を生み出す低い周波数と組み合わせることで、施術効果を高めることもできる。また、低い周波数の場合、オクターブを下げて脳波に働きかけることで効果を高めることも可能である。そのようなこともあり、本書では、ロイヤル・レ

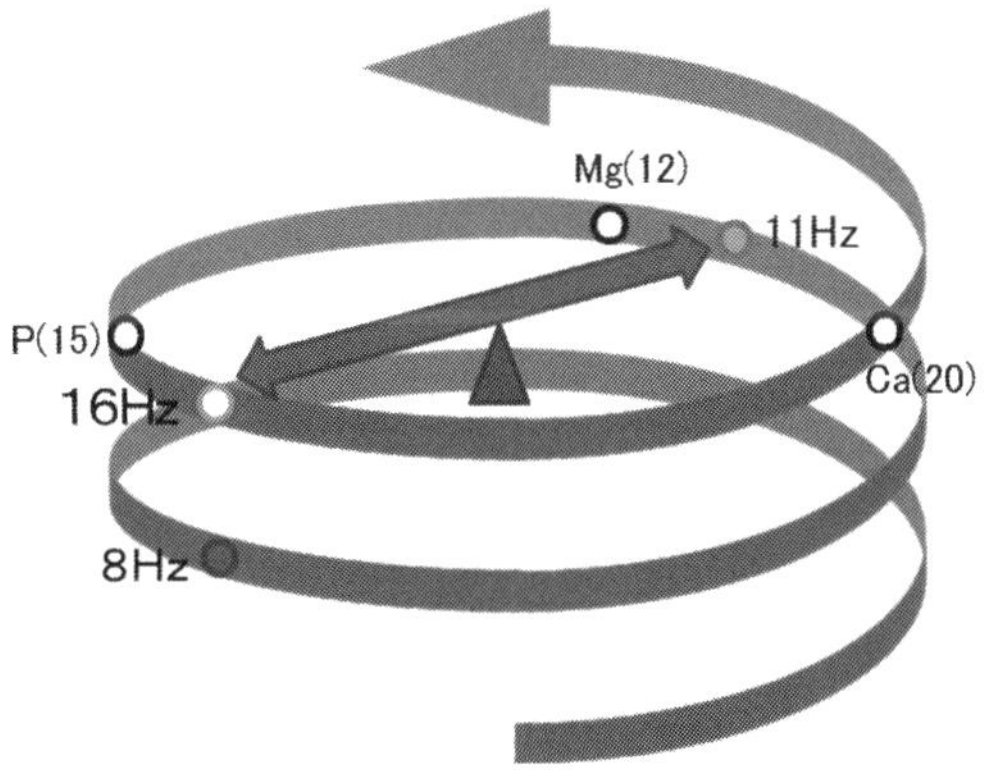

周波数バランスの概念図

イモンド・ライフ博士が道を開いた周波数療法、すなわち、高周波の世界を主な対象としている点、ご理解いただきたい。

●天からの貴重な施術プログラムはこうして作成された

さて、筆者はA先生に質問できるようになって以降、ガンの施術プログラムを作成しただけでなく、新型コロナウイルスの駆除、新型コロナワクチンによる副作用及び新型コロナ後遺症のヒーリング、アルミニウム排出、水銀排出、エプスタイン・バー・ウイルス（EBV）の駆除、歯周病菌の駆除、アトピー性皮膚炎のヒーリング、放射線療法及び化学療法副作用のヒーリング、抗うつ薬副作用のヒーリング、糖尿病のヒーリング、免疫力向上などを目的とした施術プログラムも作成した。本書が出版される頃にはもっと多くの施術プログラムが完成しているはずである。いずれも場合も、A先生を介して、それぞれ周波数だけでなく、10項目にも及ぶ細かい設定情報を天から教えてもらって作成したものである。

これらの貴重な施術プログラムは、筆者が主催する周波数療法の受講者の一部の方に体験していただき、検証を進めているが、ほとんどの場合、良好な結果が得られている。

ただ、それらは、必要と感じる他者のために作り出したものだった。そのため、効果があったと報告を受けても、自分自身で追体験して確認することができなかった。基本、自分よりも困っている人のために施術プログラムを作り続けることを重要視していた。だが、実際のところどんな感覚なのか？　筆者自身が体験してみることも必要なのではなかろうか？　自分用に何か質問しても許されるのではなかろうか？　そう考えて、筆者はA先生を介して自分用の施術プログラム作成のために、天に質問してみることにした。

それまで筆者に深刻な病気はなかったが、もともと遺伝的に呼吸器と喉が弱いところがあった。大学卒業後、10年ほどアメリカで過ごしたのだが、その間、風邪をこじらせても医者にもかからず、気管支炎を繰り返し、ついには40度を超える熱を伴う肺炎も体験した。呼吸器を完全に弱らせてしまい、朝起きれば、季節に関係なく鼻水や痰が出る状態となり、ちょっとしたことで咳が出る。それが四半世紀にわたって続いていた。朝は辛かったが、日中は収まった。健康診断でも何ら異常は認められなかったため、ずっとそのままの状態だった。

もし、天から与えられた施術プログラムによって朝の辛さが解消すれば、それは本物だと分かる。四半世紀も続いてきたことである。治ればどれだけ楽になるか…。

そこで、筆者はA先生を介して、自分の症状に効く周波数が存在し、周波数療法で治せるかどうかを質問してみた。すると、治せるという回答とともに2MHz超の治癒周波数が与えられた。その後、10項目ほどの設定情報を細かく教えてもらい、自分用の施術プログラムを作成した。それは、電極棒を握る施術を毎日15分間2週間続けるというものであった。

●著者自らも検証！ 天の施術プログラムは効いた！

教えられた施術時間や継続期間が短かったので、さすがに大丈夫だろうかと思った。過去25年にわたって悩まされてきたことが、毎日15分間の施術をわずか2週間続けるだけで治るとしたら、大変なことである。それまで、いくつか施術プログラムを作成してきたが、その多くは2か月以上の施術期間を必要としていた。それが2週間である。早すぎはしまいか？　しかし、指示通りに施術を行うことにした。

周波数はかなり高く、特に刺激は感じなかった。初日15分間の施術を行った。翌朝、顔を洗い、うがいをする際、何となく普段よりも鼻水や痰が少ないように感じられた。だが、それは毎日同じではないため、何とも言えないことだった。

2日目も15分間の施術を行って寝た。翌朝、やはり鼻水や痰が少ないように感じられた。2日連続とは珍しい。そう思い、また15分間の施術を行った翌朝、明らかに鼻水と痰は減っていた。

続けていくと、どんどんと鼻水や痰が減っていき、2週間後、ほぼ完全に鼻水も痰も出なくなっていた。もともと呼吸器と喉が弱いというところがあったため、ゼロになったわけではなかったが、元の状態に戻ったのである。元の状態をも超えて治ったわけではなかったため、自己評価すれば、8割方治っていた。

もともと期待していなかったため、これにはびっくりした。本当に効くのだと理解した。

では、この効果は一体いつまで続くのか？　それが次なる関心事となったが、その後、今日まで良好な状態は維持されている。ただし、寝不足や疲れが続いた際には、少し状態が戻るような感覚が現れた。そんな際は、念のため、また同じ施術プログラムを何日か続けてみたが、基本、何もせずして良好な状態が続いている。

このような形での施術プログラムの作成に対して、非科学的であり、プラセボ効果と断じて取り合わない人も多い。確かに非科学的である。しかし、歴史を振り返れば、シャーマンと呼ばれるような、いわゆる霊能者が超自然的な導きを得て、薬効を持った植物を発見してきた。漢方薬のように、たくさんの生薬を組み合わせて発現する薬効など、ただ先人が無限の組み合わせを片っ端から当てずっぽうに実験してきた結果ではない。

人体にヒーリング効果をもたらす周波数においても、様々な測定の結果から導き出されたものもあるが、ダウジングやラジオニクスのような、いわゆる非科学的な方法で発見されたものも少なくない。

結局のところ、発見までの経緯はどのようなものであれ、再現性や薬効成分等が確認されると科学に切り替わる。そのため、筆者は偏見を持つことなく、ただ淡々と検証している。良好な結果が得られ、再現性も認められれば、れっきとした科学である。つまり、特定周波数を特定の設定で発することで、同様の症状で悩む人々を救えたら、発見の経緯など問題ではなくなる。

現代では、そんな先人の伝統医療を疑う医療関係者たちは多いが、我々が尊重すべきことは、その効果にあると思われる。効果の得られる施術プログラムが残り、効果の得られない施術プログラムは淘汰されていけばいい。筆者はそのように考えている……。

第五章

「天は万物と共存する」
永久不変の真理が根底に！
客観的に分かり始めた
周波数療法の驚くべき効果

●天への質問はA先生にどのように渡しているか

A先生は言う。天は自分とだけ繋がっているわけではなく、すべての人、すべての存在と繋がり、共存している、と。天は常に自分を見ているのではなく、自分の中に存在している。

かつて光を伝える媒体として、エーテルが存在すると言われた。空の容器から、空気を抜き取り、真空になったとしても、その中に残っているとされた気体である。エーテルは万物を満たしていると考えられてきたが、そのエーテルに神（＝天）が宿っているようなものである。天は我々と共存している。だから、本当は「天」という言葉は相応しくない。自分とは離れた高いところに神（＝天）が存在し、千里眼で我々を見下ろしているという印象を与えてしまうからである。そのため、「天と繋がる」という表現は、「共存する天の存在を感じられるようになる」と言い換えた方がよいのかもしれない。しかし、分かりやすく伝えるべく、

「天と繋がる」とも表現していることをご理解いただきたい。

それで、我々が天と共存していることを理解していただくために、筆者がどのように天に対する質問をA先生に渡しているのか、ここで示しておくことにしたい。筆者は質問したい内容を考え、記しておくが、実は、その内容をそのままA先生には伝えているわけではない。

既に触れたように、A先生は多忙を極めている。質問の内容を全部読んでもらうとしたら、かなり時間を取らせてしまうことになる。また、筆者の質問内容は極めて専門的である。天には理解できても、A先生には理解できないことも多い。混乱を与えてしまってもいけない。

そこで、質問は月に数回、数問ずつに限定しているだけでなく、質問の内容も極限まで簡略化している。例えば、筆者がA先生に渡す質問項目は、左記のようなものである。

「A先生への質問帳（2024年●月●日版）」に記した質問への回答をどうぞ

よろしくお願いします。
質問1　①～⑤のどれですか?
質問2　YesかNoのどちらですか?
質問3　①～⑩の中で当てはまるものをすべて教えてください。

つまり、A先生は筆者が何を質問したのかは知らない。しかし、天は筆者とも共存しているので「A先生への質問帳（2024年●月●日版）」に記した質問項目を知っている。だから、回答は的確に与えられるのである。

●天の的中率は95%（残り5%は意図的に間違えている?!）

しかし、極めて重要なことなのだが、天はすべてに対して的確な答えを与えるわけではない。回答の精度は、A先生の能力の問題ではなく、天が何らかの意図で決めている。

A先生が最初に天と繋がった頃、天が与えた答えの的中率は40～50％程度であった。だが、その後、天はA先生に与える回答の精度を上げていくことにした。そして、現在では95％に至っている。これは驚くべき数字である。結果が検証可能な事例に基づいているようだが、天からの公認の数字である可能性もある。

因みに、筆者が一つの施術プログラムを作成するにあたり、10項目の質問が必要だった場合は、生真面目に計算すれば、確率0・95の10乗となり、約0・6、すなわち60％の精度となるのかもしれない。もし周波数の質問で間違っていれば致命的だが、それ以外のところで間違っていれば、得られる効果に程度の差が生じるレベルに留まる可能性がある。そのため、実際はもう少し精度は高く、70％程度あるような印象である。

では、的確な回答を与えない5％についてであるが、興味深いことに、天は意図的に間違えた回答を与えている。これは、もちろん天の計らいである。

もし100％の精度で回答を与えてしまったら大変なことになってしまう。筆者は、医療に関わる質問を行っているが、そんな一分野に限ってみても、医療業界が崩壊してしまうかもしれない。A先生に診断をお願いすれば、医療検査など実施せずして、例えば、ガンを含めた病気の進行度はどの程度なのかといったレベルであれば分かってしまう。もちろん、そのような限られたケースは例外として切り捨てることは可能である。しかし、広く一般的に適用可能なこととして、例えば、●●という病気の患者に対して、特定の設定で特定の周波数を与えれば治療可能で、本来必要とされる手術が不要になるとしたら、これまでの医療の必要性が問われることになる。我々がこれまで正しいと信じてきたことのいくらかが間違っていたことも見えてくる可能性もある。普及すれば、医療のあり方に混乱をもたらし、職を失う医療関係者も出てくるだろう。そうなれば、本来素晴らしい情報でも、むしろ世界を崩壊させる忌まわしい情報になってしまう。それは大問題である。

A先生が与える情報は医療にかかわることばかりではない。もし、覇権を狙う権力者が話を聞きつければ、A先生を力づくでも誘拐し、自分の側近として、何らかの決断を行う際はすべてA先生の判断を仰ぐことになるかもしれない。もちろん、天はそんなことに力を貸さない。即座に精度を極端に落とした回答に切り替えるに違いない。そもそも天は混乱を望んでいない。だから、あえていくらか精度を落としている。

ただ、天は善良であるためか、嘘を吐くのは苦手なようである。筆者はこれまで何度も質問をしてきているが、時折おかしいと感じる回答に出くわすことがある。そんな際、「間違っているのではないか？」「本当は○○なのではないか？」と指摘すると、その回答は訂正されるのである。

もちろん、誤った回答に気づかなかったケースもあるだろうが、多くの場合は回避されてきた印象である。きちんと効果が得られれば、当たっていたのだと判断できるからである。

●セロリ・ジュースが施術周波数として効いたことを確認

それまで筆者はA先生の協力を得て、様々な病気を癒すプログラムを作成してきた。もちろん、本当に効果が得られるのかどうかはまったく分からずに作成する。だが、実際に使用された方の多くが劇的な改善を体験した。そして、筆者自身もそれを体験して理解した。

とはいえ、残念ながら、その劇的な改善は、本人以外にはなかなか分からない。筆者は医師ではなく、直接患者を診ることはない。何らかの医療検査を行えるような設備もない。基本、周波数施術機の使い方を教え、時折、効果不明のプログラムを作成するだけである。そして、周波数施術機を所有している方が自分で動かし、体験してもらう形をとってきた。

測定可能な周波帯に問題が認められるケースにおいては、施術後の周波数との比較は可能であり、その変化により健康状態の改善はある程度評価できる。しかし、人体・病原体から発せられる周波数は刻々と変化し、わずかに1、2回測定しただけで評価を下すことはできない。異常周波数は、症状が出始める前から兆候として現れることもあれば、治っても、いわば余韻として現れることもある。さらに、一時的に検出されても、ならして見れば、消えているとみなせる場合もある。

周波数を読み取る力を得るには訓練が必要であり、限られた者にしか分からない。医療関係者には未知の世界である。また、医療として認められていない。つまり、そのデータを示して、ある特定の病気が確かに癒されたと示すことはできない。

実際のところ、体験者から言葉による報告を受け取って、効果を知ることしかできない。見た目で変化が分かるようなケースは稀である。そのため、効果が出ていることを第三者に示すことが難しかった。

だが、見た目で変化を客観的に判断しうるケースが現れた。それはアトピー性皮膚炎の施術プログラムを体験した40代男性B氏からの報告だった。B氏は幼少期からアトピー性皮膚炎を患い、医師には入院を促されるほど重度だった。また、慢性疲労症候群やブレインフォグにも悩まされていた。

A先生からアトピー性皮膚炎に有効な周波数と設定の組み合わせを聞き出していたが、まずは異常周波数の測定を行ってみた（以下、すべて本人自身が行ったことである）。すると、5～6万Hzレベルの低い周波帯が多く検出された。検出結果に基づいて、異常周波数を施術周波数としてしばらく施術を行ったところ、次第に電気による刺激に苦痛を感じるようになり、電磁波過敏症の傾向が現れるようになってしまった。報告を受けた筆者は、周波数療法による施術を中断するように言った。

そして、しばらくセロリ・ジュースを飲むように勧めた。毎朝、食事の30分ほど前に生のセロリを3～4本ジューサーにかけて、液体部分（ジュース）を何も加えずにすぐに飲む。医療霊媒であるアンソニー・ウィリアム氏が推奨する健康法で、各種慢性病・自己免疫疾患を誘発するエプスタイン・バー・ウイルス（EBV）の増殖に効くとされる。

B氏は、セロリ・ジュースを飲み始めてわずか2、3日で、劇的に体調が上向くことを悟った。アトピー性皮膚炎には無効だったが、数週間でブレインフォグや疲労感は大幅に改善した。

そこで、筆者はB氏にセロリ・ジュースから発せられる周波数を測定してみるように勧めた。すると、強く発せられた周波帯は5万8000～6万Hzで、当初検出された異常周波数の帯域5～6万Hzと一致していた。つまり、ホメオパシーの法則で、セロリ・ジュースの周波数が施術周波数として効いていたことが確認されたのだった。

●周波数療法でアトピー性皮膚炎から劇的に回復

B氏が異常周波数に基づいた施術を中断して4か月が経った。セロリ・ジュースによって十分に体調を回復させたので、A先生の協力の下、作成されたアトピー性皮膚炎対策プログラムを試してみたいと言ってきた。

周波数療法を再開することで、再び電磁波過敏症的な症状が現れる可能性がある。そんな懸念があったため、辛い感覚がやってきたら、早めに中断し、頻度や時間を減らすように言って、施術が開始されることとなった。

実は、アトピー性皮膚炎に対しては、毎日電極棒を50分間握り続ける施術を最低4週間続ける必要があった。これは、かなりの長時間で、電磁波に弱い方にとってはハードルが高いだけでなく、継続にも忍耐力が求められる。電極棒を両手で握ると、その間、何もできない。テレビを見るようなことは可能だが、本を手にもって読むようなことも難しい。忙しい生活をしている方には大変である。

だが、幸いB氏にとってそのいずれも苦痛とはならなかった。その後、数か月間継続したのだが、電磁波過敏症的な感覚が戻ることはなかった。それだけでなく、施術の効果によって、継続が楽しみとなったのである。

施術を開始してまもなく、B氏は尿意を催すようになった。それはセロリ・ジュースを飲み始めた時と同様に、「効いている」ことを示す感覚だった。施術を開始して2日後、早くもシャワーからの水が皮膚に当たる際に感じる痛みがほとんどなくなった。4日後には肌に「しみる」感覚が消失。そして、人生で初めて、風呂の湯に浸かることが心地よいことなのだと感じられるようになった。

その後は、写真のように、2か月ほどを要して皮膚の状態が改善していったのである。つまり、毎日急速に改善していった。そのため、1日50分間という長時

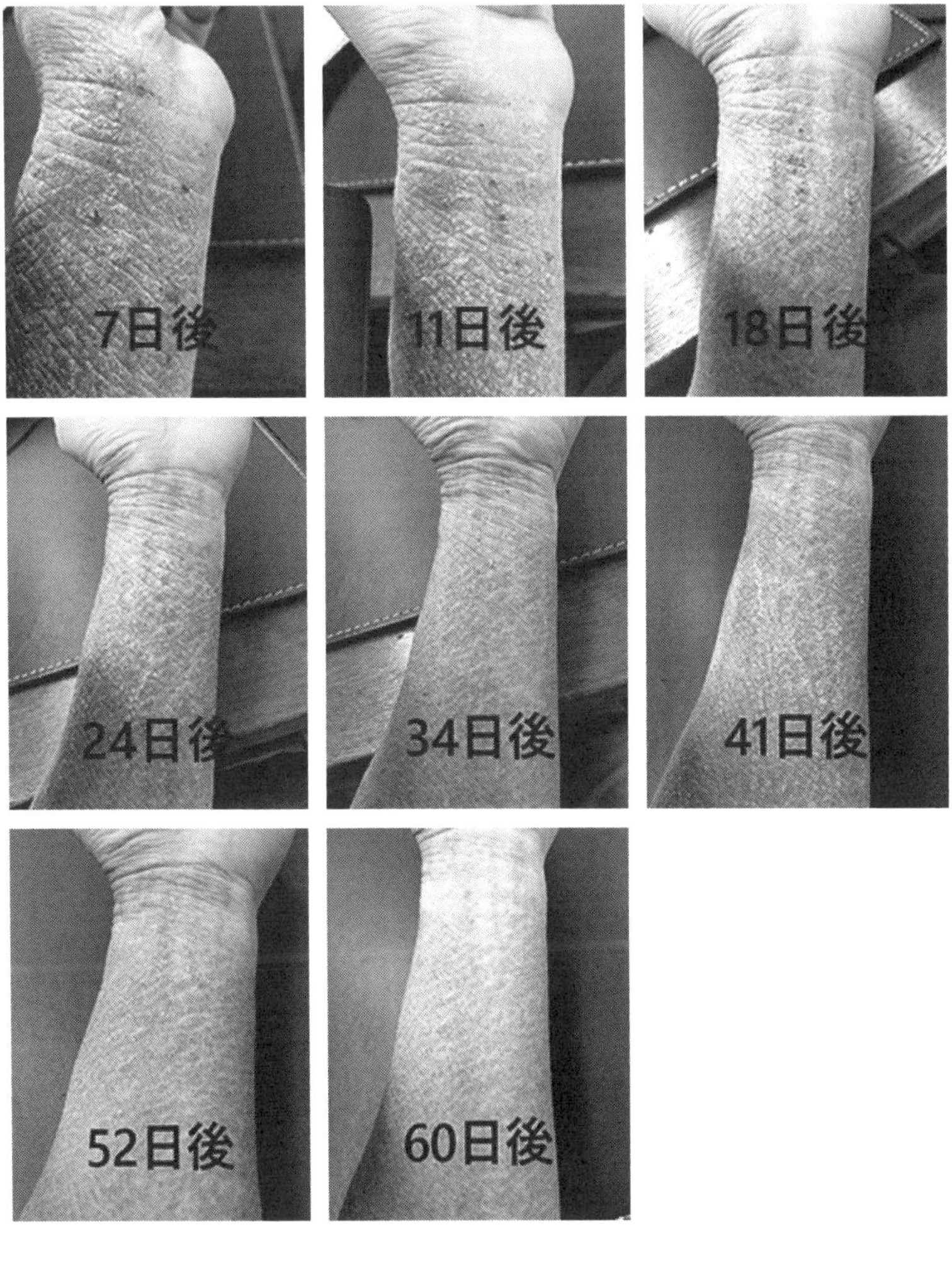
7日後
11日後
18日後
24日後
34日後
41日後
52日後
60日後

間の施術であってもB氏にとっては苦にならなかったのである。

さて、B氏のアトピー性皮膚炎であるが、幸い上半身の症状は劇的に改善した。だが、下半身の状態はなかなか改善しなかった。そこで、再びA先生に質問を行ったところ、下半身については異なる施術周波数が存在することが判明した。

ただ、B氏は、アンソニー・ウィリアム氏が推奨する別のジュースによる健康法を始めたため、本書執筆時点においては、まだB氏は下半身をターゲットにした施術は実施していない。機会があれば、何らかの媒体でその後のことを報告したいと思う。

第六章

特殊な施術技術の幕開け！遠隔でも効果を与える周波数療法を検証する

●距離に関係なく効果⁉　遠隔施術とは何か？

周波数療法には遠隔で効果をもたらす特別な施術法がある。これは、一般的にニコラ・テスラ（１８５６－１９４３）が発見したとされるスカラー電磁場技術を利用したものである。それぞれ逆位相で周波数信号が送られる二つのコイルを向き合わせ、その中間領域、すなわち、電磁気的にゼロとなる領域に血液・毛髪・爪などのＤＮＡサンプルを置く。するとと、そのＤＮＡサンプルが周波数信号をそのサンプル提供者のＤＮＡに遠隔でリレーし（量子もつれ現象）、結果としてその周波数効果がもたらされるというものである。ここには、アンテナとしてのＤＮＡによる送信と受信、すなわち共振現象も関わって

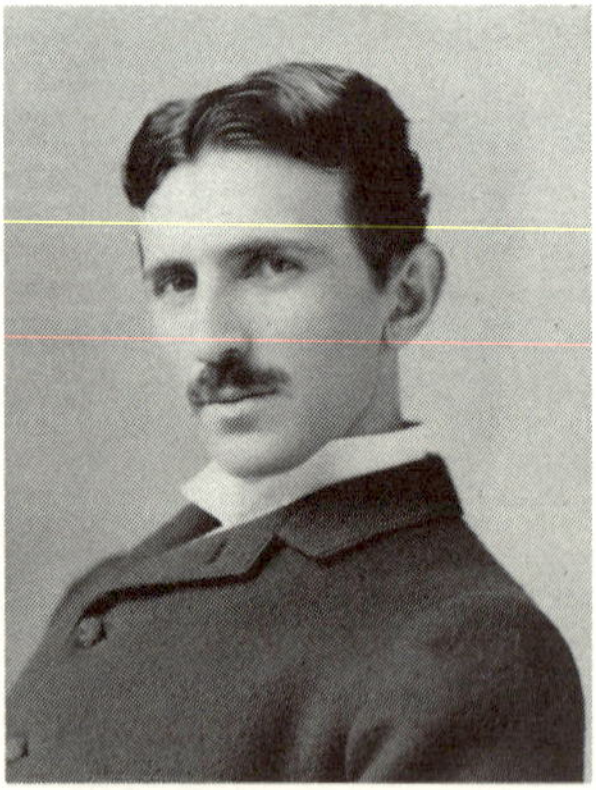

ニコラ・テスラ

いる。スカラー電磁場においては、中心部から縦波として信号が発せられると、奇しくも時間や空間に縛られることなく伝わり、特にヒーリングに高い効果がもたらされると言われている。

自然界では、川の水流が渦を形成して右から左にカーブしたあと、逆に左から右にカーブして逆回転の渦を形成する手前の中間領域（水深が浅く、流れが穏やかとなるエリア）、すなわち、渦流が逆転する転換点においては、生物に利益となるような未知のエネルギーが生成すると言われ、オーストリアの発明家ヴィクトル・シャウベルガー（１８８５－１９５８）はそれを「エネルギーの大砲」と呼んだ。また、地殻変動によって互いに拮抗した関係を生み出す特別な断層地帯、いわゆるゼロ磁場においては特別なヒーリング効果が得られるとされる。そのようにゼロ場領域を人工的に生み出したのがヒーリングにおけるスカラー電磁場と言えるかもしれない。

ひとたび機械にセットして稼働させておけば、どこに出張しようが、旅行に行こうが、距離に関係なくその効果は及ぶとされる（その実態についてはのちに触

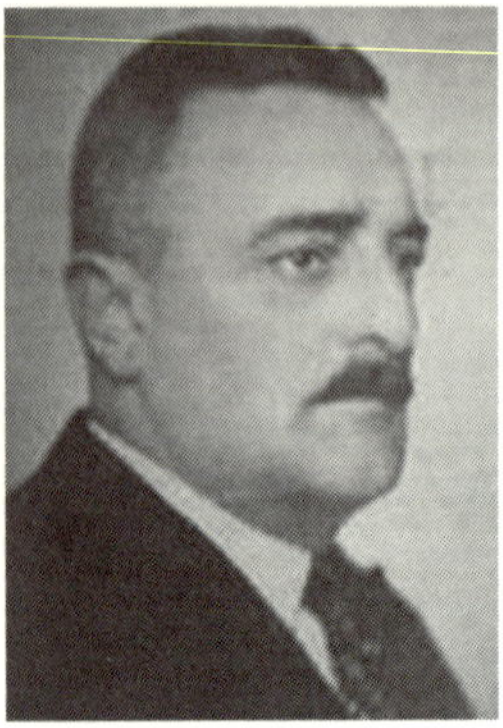

ヴィクトル・シャウベルガー

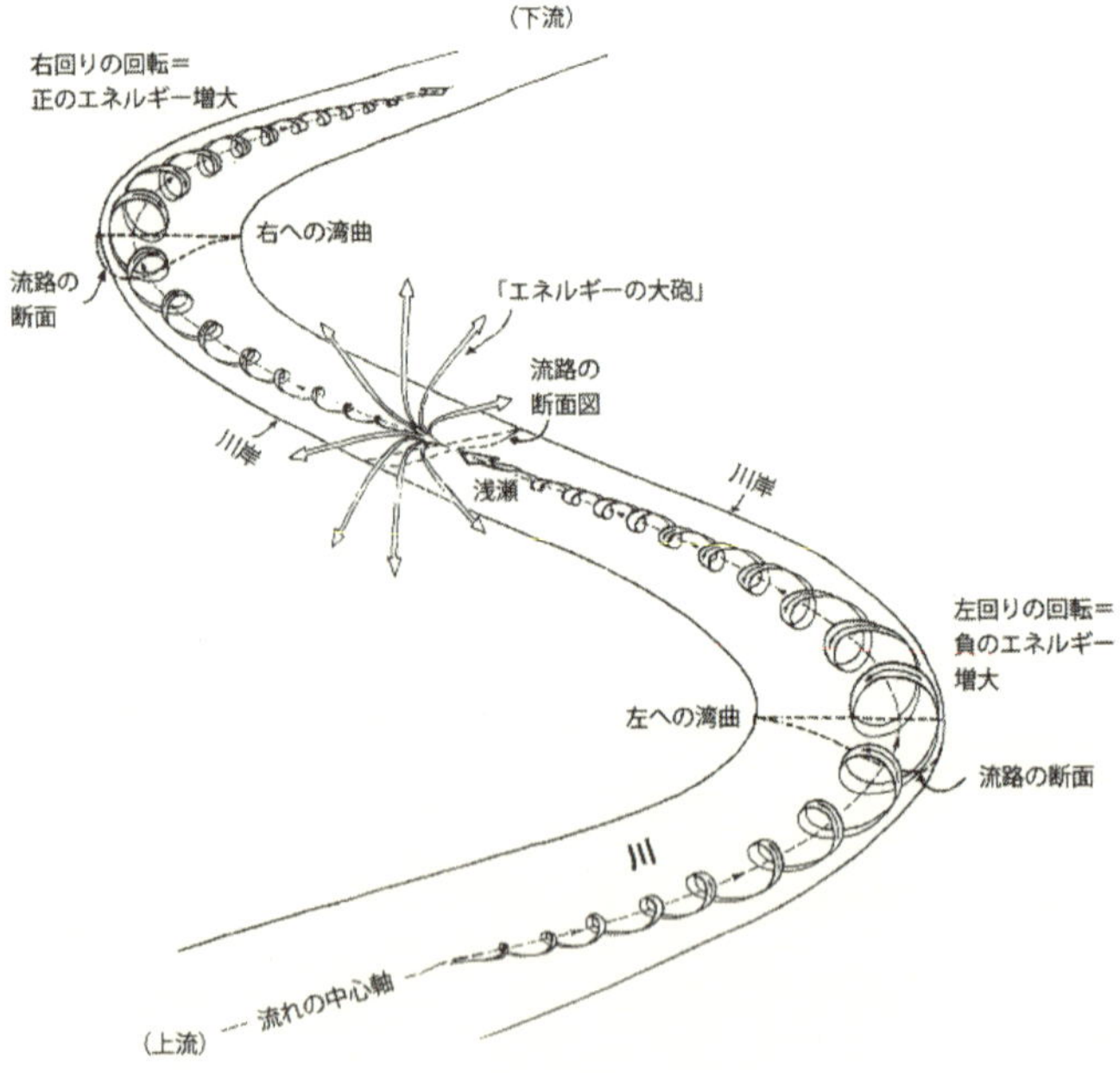

れる）。そのため、その場にじっとしていなければならない電極棒（および電極パッド）やプラズマ管による施術と異なり、利便性が高く人気の高い療法である。但し、電極を直接皮膚に接触させるコンタクト施術よりはその効果は劣り、特に、病原菌を殺せるほどの効果は出しにくいという特徴がある。

●ラジオニクスと遠隔施術の類似性について

ここで、周波数療法における遠隔施術は、ラジオニクスと似ていると感じられた読者もいるに違いない。例えば、ラジオニクスにおいて、Aという薬の波動をBに転写する場合、送信側にはAという薬を置くか、Aと特定可能なレートと呼ばれる数値を設定する。そして、受信側には水を入れたコップを置いたり、施術対象の人やペットの写真や個人情報を置くこと等を行う。前者においては、コップ内の水を飲むことが薬となる。

その違いは客観性の度合いにある。周波数療法においては、実際に皮膚接触やプラズマ光施術で効果が得られるとされる周波数を使用する。その周波数は、オシロスコープやスペクトラム・アナライザで客観的に測定可能な周波数である。または、Aという薬の周波数を実際に測定して得られる客観的な周波数を利用する。

一方、ラジオニクスによるレートとは、客観的な周波数とは異なる。例えば、一の位の数値は何なのかをダウジングやスティックパッドでの反応を見て選び出し、十の位以降も同様に数値を選び出す。そして、出来上がったレートを特定の効果を持った波動源として利用する。そのため、この数値は周波数とは一致しない。

また、受信側においても、周波数療法ではDNAサンプルの利用に限定するのに対して、ラジオニクスの場合、DNAサンプルだけでなく、写真や名前、生年

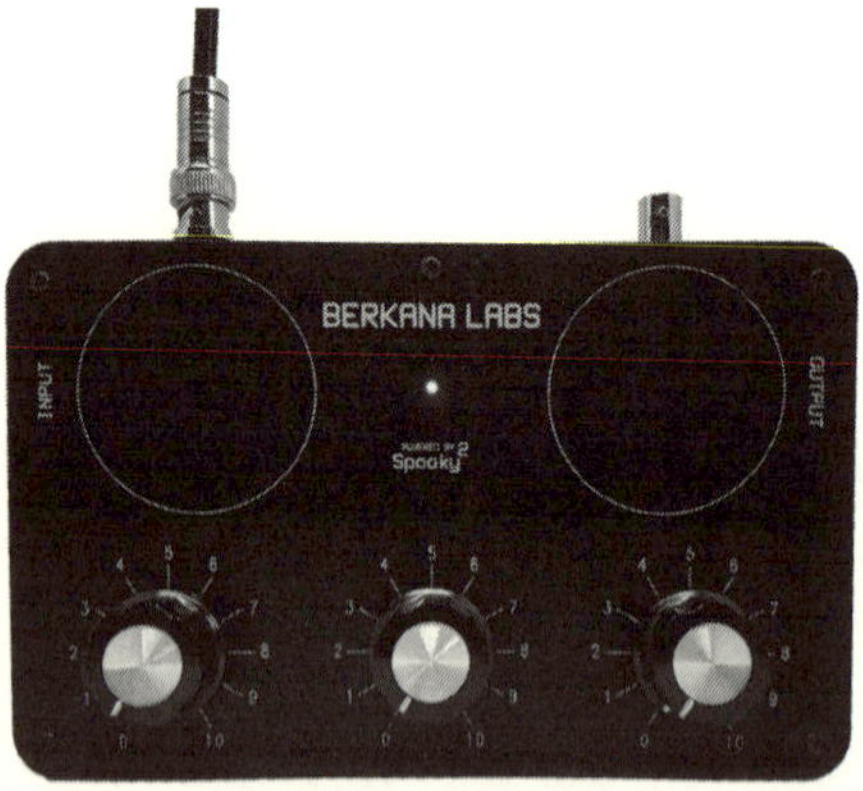

Spooky2 Radionics V1.2

月日、出生地などの個人情報でも構わない。

ラジオニクスでは、様々なものを対象にし得るメリットがあるが、その分、効果がオペレーターの能力に左右されがちである。しかし、周波数療法では、誰が周波数発生器を動かしても、発せられる周波数信号が一致することをオシロスコープやスペクトラム・アナライザで客観的に確認できる。つまり、オペレーターによる能力差はほとんど問題にならない。

だが、ラジオニクスに関わるエネルギーと、周波数療法における遠隔施術に関わるエネルギーの間には類似性があり、現実的に区別することは不可能である。周波数療法における遠隔施術では、客観性のある周波数を、客観性のある機械で発することから、ブレが少ないと言えるかもしれない。

●遠隔施術とコンタクト施術の効果の相違を検証

今日の科学においては、電磁波は横波であり、縦波は存在しないとされている。

だが、かつてニコラ・テスラは、電磁波には縦波も存在することを発見し、スカラー電磁場理論を残した。そこで、のちの人々は、科学として認められることはなくても、スカラー電磁場技術をヒーリングに活用してきた。そして、実際のところ、科学的に説明できない効果が得られてきたのである。

ダウジングやラジオニクスでデータを蓄積しても、科学として認められることはない。周波数療法における遠隔施術も、皮膚に周波数信号を直接的に伝えるコンタクト施術とは異なり、同様に科学として認められることは難しい。しかし、客観性が高い、個人差が出にくい、といった優れた特徴から、遠隔効果を利用した様々な施術の中では最も有望であることは間違いない。

そこで、筆者は遠隔でも十分に効果が現れるのかどうか、検証実験に取り組むことにした。既に何らかの症状に効果の認められる周波数は多数知られている。しかし、その活用については、具体性が欠けているのが現実である。

例えば、ある病気に対して50万Hzが有効だと知られてきたとする。しかし、少しずれた周波数ではどうなのか？　どんな波形、電圧値、極性（オフセット）がいいのか？　何分間の施術を毎日1回がいいのか、数日に1回がいいのか？　また、どれだけの期間継続すべきなのか？　このような重要な情報はこれまでまったくと言ってよいほど分からずに来た。

ここでは、遠隔施術ではなく、コンタクト施術のケースとなるが、先にアトピー性皮膚炎を患ったB氏の例を紹介した。施術時間は1回50分という長いものであった。当初、A先生からはその施術を毎日1回、4週間継続する必要があるというものであった。それを伝えていたこともあり、幸いB氏は1回50分間の施術を素直に実践した。そして、すぐに変化を感じ取り、周波数と設定が相応しいものであったことを理解した。これはかなり異例なケースである。

もし毎日50分間の施術を4週間継続してようやく変化に気づき始めるケースで、周波数のみが与えられたらどうなるか想像してみていただきたい。ほぼ100％の人は、試してみたものの、何の効果も得られなかったと投げ出してしまうことになる。誰も1回に50分間も試さないし、それを毎日4週間も続けないのである。

そのため、周波数だけでなく、設定の詳細や、施術時間・頻度の情報も事前に与えられることが重要なのである。

詳細が決まらないことには、効果は十分に引き出せない。遠隔施術の場合、コンタクト施術とは異なり、その効力が弱いことから、最善に近い設定が不可欠となる。さもないと、周波数が正しくても効果の発現はあまり期待できなくなってしまう。

また、本人だけがその変化を感じられるのではなく、客観的に変化を感じられる施術プログラムを作成して、試してみる必要がある。

とはいえ、遠隔施術の場合、24時間動かしっぱなしのため、コンタクト施術のような煩わしさはない。体験者は何もする必要がなく、ただいつも通りの生活を送ってもらうだけである。

それで、変化に気づきやすい遠隔施術として思いついたのが美容目的のそれである。筆者が最初に選んだのは「発毛」「黒髪化」「シワ取り」「シミ取り」「減量」だった。これらのケースにおいては、前後での写真や数字で変化が客観的に分かるからである。だが、そもそもそれらを促す周波数など存在するのだろうか？　また、それを遠隔で施術することなど、可能なことなのだろうか？

そこで、早速A先生に質問を行ってみたところ、いずれも周波数が存在し、コンタクトでも遠隔でも施術可能であるという回答を得たのである。その後、数か月を要して、それぞれ詳細を聞き出し、遠隔施術用のプログラムを作り出したのである。

その次に必要なことは、検証実験である。実は、筆者はある目的を遂行すべく、非営利法人である一般社団法人共振科学研究所を設立し、運営している。その目的とは、人類の自然との共生及び健康に寄与する、共振作用を利用した新しい技術、特に重力制御技術の開発、そして、失われた有用技術の復活を目指した調査・研究を行うことである。現在のところ、ライフが開発した周波数療法の技術の解明と復活はある程度進んだため、その応用・発展が大きな目的の一つとなっている。そして、A先生の協力を得て、大きな前進を得つつあった。

２０２３年９月、筆者は同法人の賛助会員向けの活動報告会を一般開放して、遠隔による美容系プログラムの実施を告知し、体験希望者を募ったのである。十分な被験者が得られたとは言えなかったが、その半年後から、興味深い結果が少しずつ現れ始めたのだった。

●遠隔施術シワ取りプログラム検証①

中高年になると目の周辺など、顔にシワが目立つようになる。健康上、問題を抱えていなくても自然に起こることである。だが、これにより加齢を感じさせることになるので、特に女性には気になることである。化粧によって目立たなくする方法もあろうが、積極的な方法としては、健康維持のために、適度な運動や相応しい食生活を心がけることがある。また、マッサージなど、直接的に刺激を与える方法もある。これらにより一定の効果が得られることは知られている。

だが、もし周波数療法が同様の効果、いや、それ以上の効果を発揮できるとすれば、どうだろうか？　それは革命的なことである。皮膚に直接的に電気信号を伝えるコンタクト施術ではなく、遠隔施術でもたらされるとなれば、なおさらである。

実のところ、コンタクト施術の方が遠隔施術よりもはるかに高い効果が期待できる。本来ならばコンタクト施術を試してもらいたい。しかし、被験者が周波数発生器を所有しているケースは稀である。そのため、筆者が試みたことは、定期的に被験者のＤＮＡサンプル（爪）を受け取って、周波数信号を照射することだった。これであれば、被験者も簡単に体験できるからである。

そして、実際のところ、遠隔施術でも予想以上の変化が現れたのである。

神奈川県在住のＣさん（60代前半女性）は、２０２３年9月下旬にシワ取りプログラムに参加した。Ｃさんは何か特別なことをするわけではない。ただ普通に日常生活を送っていただくだけである。筆者の方では、預かったＤＮＡサンプルの爪に１日24時間、シワ取りに有効と思われる遠隔プログラムを稼働させ続ける。つまり、特定周波数を照射し続けるのである。

爪は２か月に１回交換した（本来は１か月毎が相応しい）。爪の交換時、Ｃさんは普段とは違う感覚が得られるとのことだった。これは、DNAサンプルが古くなって効力が消えかかっていた際に、新鮮なDNAサンプルに置き換わることで蘇ったエネルギーを受け止めた感覚と言える。

そして、3か月経過した頃、Cさんは自分の顔を見て、少し変化に気づき始めた。シワが薄くなっていたのである。その後、さらにシワが薄くなっていった。開始2か月後の2023年11月にグルテンフリーの食事を始めたとのことだったが、12月には変化が現れていたため、遠隔療法による効果の方が大きいと思われる。Cさんは変化に満足し、その後も継続中し、肌に潤いが蘇ってきた。

●遠隔施術シワ取りプログラム検証②

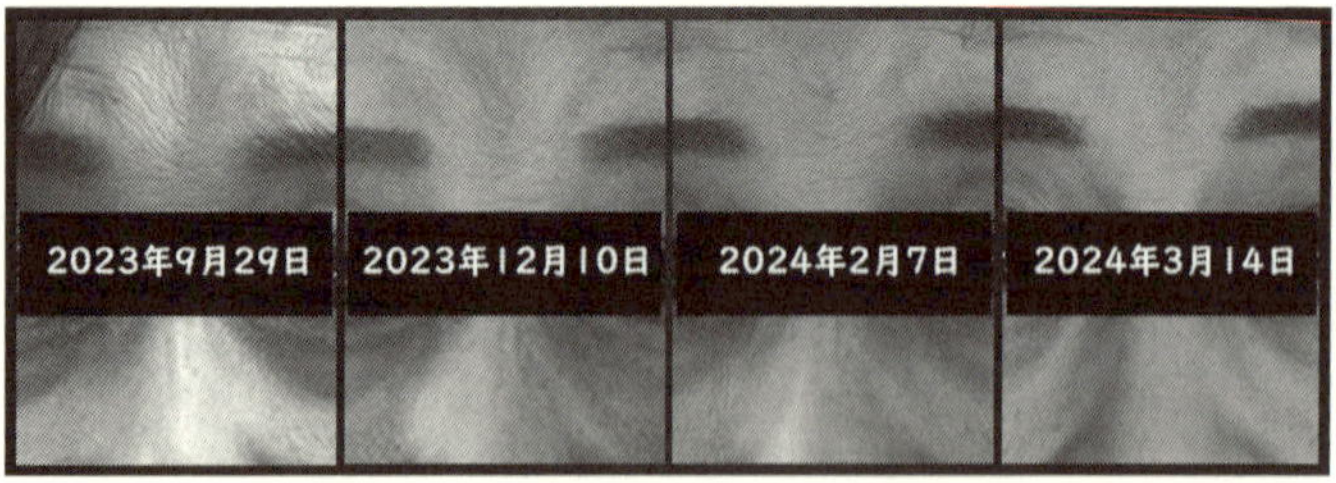

愛知県在住のNさん（40代後半女性）は、周波数発生器から３００km以上離れた遠方で暮らしている。スカラー電磁場技術は距離には影響を受けないとされているが、A先生を介して得た情報によれば、現実には機械から遠ざかるほど伝わるエネルギーは弱まっていき、特に３００kmを超えてくるとそれは顕著になるとのことだった。そのため、少々不安を感じながら、２０２３年9月下旬、シワ取りプログラムを開始した。

Nさんの場合も、興味深いことに、施術開始時とDNAサンプルを新鮮なものに交換した直後は変化を感じ、「身体にわずかな活気とリラックス感が得られる」とのことだった。そして、はじめて3か月後、体重に変化はないものの、頬がふっくらするようになったという。

シワの発生は、皮下の水分量（体積）が減少しながらも、皮膚の表面積は変化しないことが背景にあると想像すれば、頬がふっくらすることは確かに必要条件と思える。

注目すべきは瞼（まぶた）である。Nさんは開始する2年前より、二重瞼が三重瞼状態になっていた（写真上段）。だが、開始4か月後には左の瞼が三重から二重に戻るようになった（写真中段）。ただし、夕方以降は三重瞼に戻ってしまいがちだった。

だが、5か月後、目元の皮膚にハリが出て、若い頃のように二重の幅が狭くなった（写真下段）。左目元は二重瞼になり、維持されるようになった。右の瞼の幅は起床時に狭くなったが、夕方には疲れのせいか瞼の幅に広がりがみられた。

Nさんはこの遠隔プログラムにより、皮膚に変化が及ぶだけでなく、気分も上向くとのことで、その後も継続している。

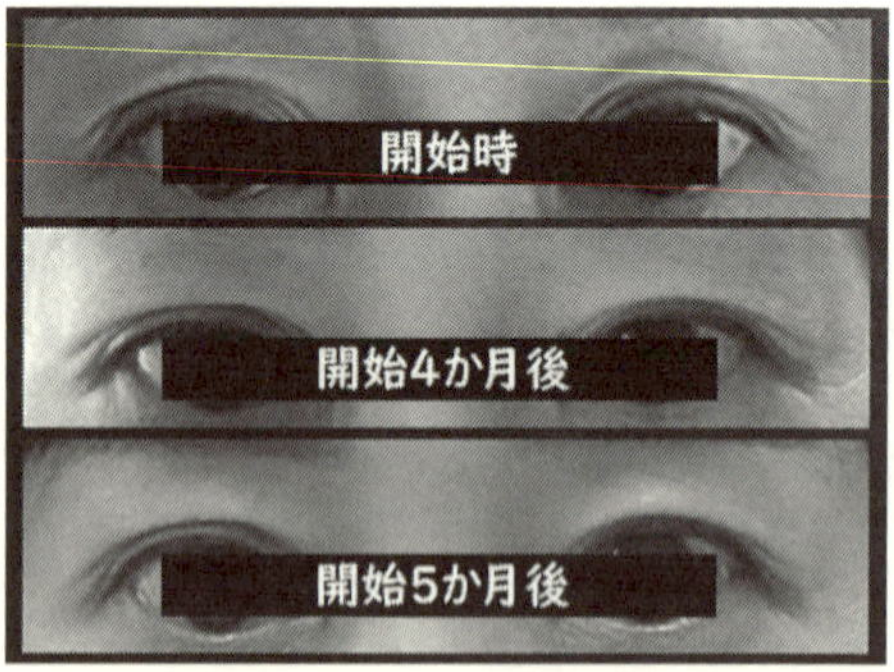

●遠隔施術減量プログラム検証

減量プログラムの効果は写真で前後の変化を示すことは困難である。そのため、ここでは本人からの報告をまとめて紹介する。

東京都在住のSさん（50代後半男性）は、２０２３年11月中旬に減量の遠隔プログラムを開始した。その少し前から長距離通勤がなくなり、Sさんの運動量は減少した一方、食事量は増加し、体重は１００kgをわずかに超えていた。そのままの生活を維持すれば、さらに体重が増加することが予想された。

そんな状況で減量プログラムを開始したのだが、まもなく忘年会・新年会シーズンを迎えた。Sさんはビール好きで、飲酒回数こそ月に１～３回だが、１回に５００㎖の缶ビールを５本ぐらいは飲んでしまう。正直、このシーズンに効果は期待できないと筆者は感じ、経過報告してもらう意味もないのではないかと諦めていた。

およそ2か月後、新年会においてSさんは興味深い話をした。減量プログラムを開始してまもなく、お酒を飲める量が半減して、年末年始に頑張ってもこれまでの３分の２程度で十分という身体になったというのである。そして、体重は11

月中旬時点と変化がないというのである。食事量は増加し、特別な運動も行わず、外出は週1回のみの自宅生活者である。減量には至らずとも、十分に驚くべきことだった。

その後、Sさんの生活習慣は変わらず、2024年3月までは同じ体重が維持されていた。だが、6月に入り、体重を測定してみると、わずか1kgであったが、体重が減少していた。体重が増えてもおかしくない状況で、効果が現れていると言えるのかもしれない。

Sさんの「飲めなくなった」という変化は興味深いことであったが、大阪府在住のKさん（50代女性）も気になることを言っていた。それは、減量プログラムを開始して3か月後、空腹感が減少したということだった。

だが、二人とも食事は美味しくできていて、何の支障も現れていない。減量プログラムは安全に効果をもたらすようである。

もちろん、着実に効果が現れた例もある。茨城県在住のTさん（50代女性）は、やはり2023年11月中旬に減量プログラムを開始した。比較的身長があるため、特に太っているようには見えない、体重60kgの女性だった。ダイエットや運動など、他に何も行わない条件で、1か月後には0・5kg減少、3か月後には1・0kg減少、5か月後には1・5kg減少した。Tさんはその効果に満足して、期間を延長して継続。

その後まもなく2・0kg減となり、たまに2・5kg減の日も見られる状態になった。そして、6月中旬には3・0kg減になることもあった。この時、のちに触れるが、遠隔送信装置に改良を施し、遠隔による施術力の強化を図った。その後、しばらく2・0kg減から3・0kg減の間を行ったり来たりする状態が続いたが、8月上旬までに3・5kg減、4・0kg減を超えて、2回4・5kg減（55・5kg）という数字すら現れた。9月中旬時点で、4・0〜4・5kg減が維持されているという。これは本人も驚く変化で、改造強化した遠隔装置の効果が現れたようだった。

●コンタクト施術と遠隔施術併用の発毛プログラム検証①

遠隔プログラムでは、定期的に爪を郵送するだけで、本人は他に特別なことは何もする必要はない。これ以上楽なことはないと思える施術法である。一方で、皮膚に直接電極を当てて周波数信号を伝える「コンタクト施術」においては、毎日から2~3日に1回、一定時間その場に留まる必要がある。ただし、その分効果も早く現れる。筆者が使用してきた遠隔施術機では、コンタクト施術の10分の1から20分の1程度の効きだと言われてきた。

そこで、筆者は、遠隔での効果とコンタクトでの効果の両方を発毛プログラムで体験してみることにした。最初に断っておきたいが、筆者はそれまで発毛・育毛剤の使用はおろか、頭皮マッサージすら行ってこなかった。そもそも髪の毛などを気にしていないため、はげてきても構わないと思ってきた。しかし、周波数療法の効果を検証するため、実験台が必要だった。そこで、仕方なく自分で試すことにしたのである。筆者は毎回髪を９㎜のバリカンで刈り、その翌日に写真に収めるルールを課すことにした。

発毛プログラムの検証は２０２３年８月29日に始めた。最初、電極棒を手で握るコンタクト施術を９月15日まで行ったが、わずか18日間で一旦終了とした。というのも、その２日後、一般社団法人共振科学研究所の活動報告会において、遠隔プログラムへの参加者を募ったこともあり、他の参加者と合わせたかったからである。そこで、３日間の休みを挟んで、９月19日からはコンタクト施術ではなく、遠隔施術に切り替えて開始した。

最初の２か月間、筆者は何も変化に気づかなかった。11月１日、Ａ先生にお会いして、美容系の遠隔プログラムが実際に効果を上げるかどうか、実験を開始した旨、報告した。すると、筆者の頭部を見るなり、「少し髪の毛が増えてきたんじゃない?」と言った。筆者は変化を感じていなかったため、「そうですか？」と答えるのみだった。そこで、Ａ先生は天に質問したのである。すると、７月頃と比較して、「15％増えた」とのことだった。これは、過去２か月で髪の毛が15

%も増えたことを意味する。本当だろうか？
普段、筆者は髪の毛を短く切っているのに加え、もともと髪の毛が細いこともあり、「薄い」感覚がある。そんなに印象は変わっていないようで、半信半疑だった。しかし、それから半月ほど経つと、確かに増えてきたかもしれないと思えるようになった。そして、11月30日に写真を撮ってみたところ、客観的に変化を確認できるようになっていた。

12月6日、再びA先生にお会いした。そして、自分の髪の毛がさらに増えたかどうか質問した。天から得られた回答は、「17・5％増えた」だった。1か月前に質問した際は15％アップだったが、今回はわずかに2・5％アップだった。増加ペースが鈍化したようだった。

A先生にコンタクト施術での効果と遠隔施術での効果の違いについて質問すると、はやり、コンタクト施術の方が効果は高いという回答を得た。そこで、筆者は3か月ほど止めていたコンタクト施術を12月7日より再開してみることにした。つまり、遠隔施術を続けながら、毎日コンタクト施術も行うことにしたのである。

次回、２０２４年１月５日に撮影した写真では、かなり髪の毛が増えていた。ダブルで行った効果だろうか？　１月10日にA先生に質問すると、「25％増えた」という回答をもらった。１月24日に撮影した写真では、さらに髪の毛は増えていた。

1月31日、筆者は遠隔施術を止めて、コンタクト施術のみ行うこととした。そして、２月８日、A先生とお会いした時、「27％増えた」とのことだった。増加ペースは鈍化していた。３月14日には「28％増えた」となった。

最初の数か月間、ハイペースで髪の毛が増えてきていた。同じペースが維持されることはありえない。増えてくれば、自ずとペースは落ちるはずである。そもそも、何％増加したら、最大量の状態になるのかも分からなかった。そこで、A先生に質問してみたところ、筆者は23歳の時に最も多く髪の毛があり、最も減っていた２０２３年夏と比べると、52％多い状態だった。

ところで、筆者は猫を飼っている。年が明けると少しずつ毛を落とし、春から初夏にかけて、かなり大量の毛が抜け落ちる。ひょっとして、春先は人間でも髪の毛は伸びにくいのではなかろうか？　そう考えて、A先生に質問してみると、1月から3月は髪の毛が生える力が弱まる一方、10月から11月は高まるとのことだった。

そのようなことも併せて考えると、毛量の増加が鈍化したことは自然のことのように思えるのだった。筆者の場合、1月24日の撮影時で年明けのピークに達し、その後、成長が鈍化したのである。

1月24日の撮影時にピークとなったもう一つの要因は、遠隔とコンタクトを併用した時期だったことがある。振り返ってみると、コンタクトによる効果は、遠隔のみによる効果よりも大きかったように思えるものの、その差はそれほど大きくないようにも感じられた。のちに触れるが、遠隔施術はパワーアップ可能であり、決して侮れないのである。

さて、その後であるが、A先生の評価によると、4月24日には28・5％増加、5月30日には29・5％増加、7月3日には30・5％増加、8月1日には31％増加、

発毛プログラムによる頭髪量の変化(50代男性)

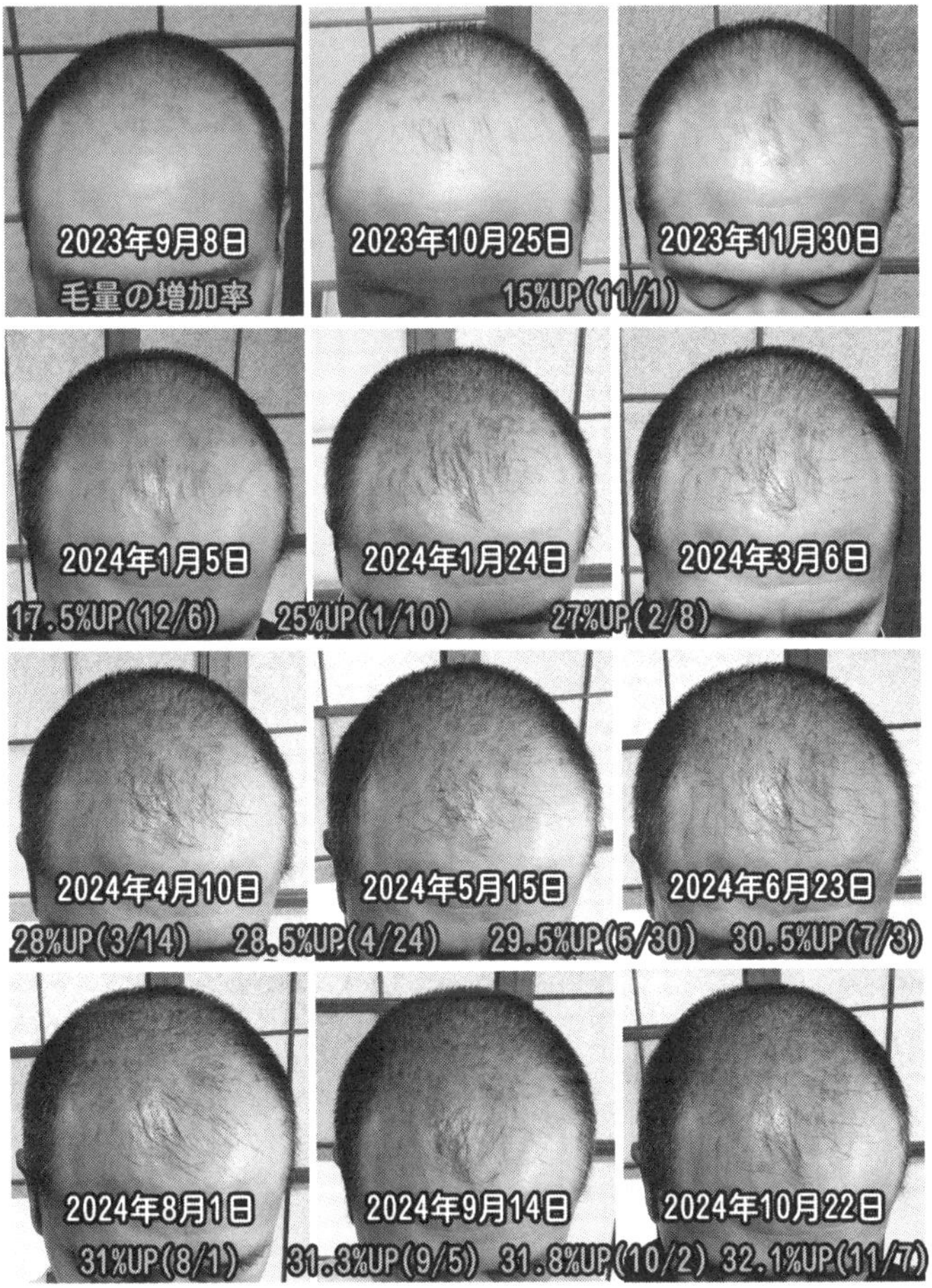

9月5日には31・3％増加、10月2日には31・8％増加、11月7日には32・1％増加となり、少しずつだが、着実に毛量は増えつつある。通常、何もしなければ、50代後半の男の髪は薄くなることはあっても増えることはない。それが1年足らずで31％も増えたことは驚くべきことである。髪の毛だけを見れば、10年前の状態に戻った印象である。

●遠隔施術発毛プログラム検証②

もう一つ例を挙げておきたい。神奈川県在住のRさん（50代男性）は近年薄毛の傾向が現れて気になり、２０２２年7月には既に頭部の写真を撮影していた。そして、翌年の9月、遠隔送信サービスの発毛プログラムに参加してみることにした。つまり、コンタクトではなく、遠隔施術のみを行った。Rさんは、筆者と違い、髪の毛を長く伸ばしていたこともあろうが、長いこと変化に気づかなかった。だが、1年近く経った頃、同僚に指摘されて、ようやく髪の毛が増えていたことに気づいた。写真のように、地肌が見えてきていた頭頂部は増えた髪の毛で覆われ、薄毛の印象はかなり消えることになった。

　さて、ここで一つ注目すべきことがある。これまで紹介してきたシワ取り、減量、発毛だけでなく、（十分なデータが取れていないが）シミ取り、黒髪化、老眼対策、飛蚊症対策、認知力回復などに対して、有効とされる周波数はすべて2MHzを超える帯域にあったのである。筆者の呼吸器の不調を癒したのも2MHz超の周波数であった。どうやらライフが調査できなかった帯域、そして、筆者がその研究を頓挫させてしまった帯域には多くの重要な周波数が存在

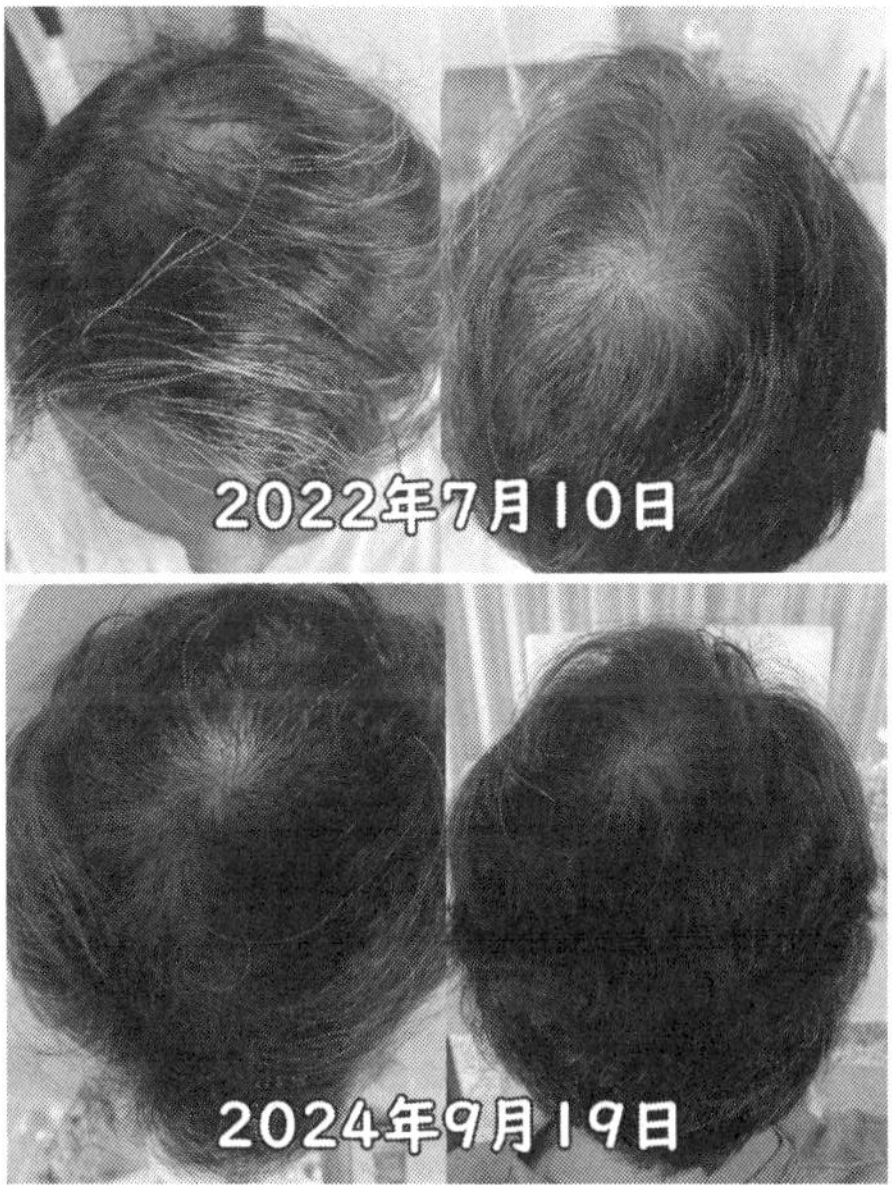

していた。また、本書では紹介できないが、多くの病原体の致死周波数も2MHz超の帯域に存在していた。ライフが発見した病原体の致死周波数は、実際の致死周波数のオクターブ下、いや、数分の一の低調波だった可能性も考えられる。

筆者は、A先生との出会いを切っ掛けに、一度は諦めた研究に向き合うことになり、驚くほど広大な新しい世界に繋がる扉を開けることになった。2MHz超の帯域には、治癒に結びつく有効な周波数が多く存在する一方で、有害な周波数もある。既にたくさんの発見があったが、検証が進んでいない。そこで、筆者は一つずつ施術プログラムを作り出すという地道な作業に取り組み、その効果検証の機会を探っているところである。残念ながら、検証には大変な時間がかかる。しかし、一歩一歩前進していくしかない。

第七章

人の受動能力と発信能力が密接に関係！周波数療法の効果を発現させる大事な要素とは何か？

●遠隔施術におけるプラセボ効果の疑念について

一般社団法人共振科学研究所で提供している遠隔送信サービスは、A先生への質問の結果、効果が現れるという回答を得た施術対象を選んで実施している。日頃、A先生からの回答の精度に触れている筆者からすれば、一部は効かないこともあろうが、大半は程度の差こそあれ効果が得られることを知っている。そのため、淡々とデータを集め、報告するだけではある。だが、多くの人にとって、それはあり得ないことのようで、特に、医療の専門家ほどプラセボであると断定する。

だが、興味深いことに、DNAサンプルが新鮮な時は効果が現れやすく、古くなると効かなくなる傾向がある。現在のところ、交換作業に手間がかかることもあり、1か月半毎に交換を行っているが、自分で機械を所有している方は、1か月毎に交換することをお勧めしている。もし、遠隔施術がプラセボ効果によって発現している場合は、ＤＮＡサンプルの鮮度など関係ない。当初、筆者は体験者に対して交換時期については言及したが、理由については説明していなかった。そのため、交換時期になってもＤＮＡサンプルを送ってこない体験者も現れた。そんな体験者の場合、古いＤＮＡサンプルを使い続けることになったが、効果は現れなかった。

また、プラセボ効果が無効な動物実験においても同様なことが言えた。猫が抱える症状を癒すべく、遠隔施術を行ったことがある。その際、新鮮なＤＮＡサンプルで遠隔施術を行っている間は症状が治まったが、１か月程度経ってくると症状が戻り始め、新鮮なＤＮＡサンプルに交換すると再び症状が治まった。

感情的に信じたくない方が多いことは理解できるが、様々な事例を説明する前に、遠隔施術を口にした途端、それをプラセボ効果だと断じる専門家が多いことは残念である。

遠隔で周波数信号を受け取る際、何も感じられない人の方が多いことは事実であるが、敏感な方は、機械にかけた時刻から変化を感じることがある。

黒髪化プログラムを始めたある女性は、頭全体に振動のような強いエネルギーを受け取ったそうだ。「グワ～ン、グワ～ン」といううねりのような感覚とともに、身体がふわふわしたという。それは心地よいものだったらしい。

また、シワ取りプログラムを体験した女性も、DNAサンプルを交換した際、気分が高まると語っている。そして、中にはDNAサンプルを交換した時刻を伝えていなかったにもかかわらず、「〇時頃に交換しましたか?」と言い当てる方もいた。

筆者の経験で言えば、男性よりも女性の方がこのような感覚に鋭い人が多い。そして、この感受性は、様々な療法による効果の現れやすさと関係している。

●施術効果が現れやすい「受動能力」を解説

A先生によると、それは「受動能力」の高さ次第である。普段、A先生は自身の治療院で気功の施術を行っているが、受動能力が高い人ほど身体がすぐに反応し、効果も早く現れるという。例えば、立った状態で背後から「気」を送られると、受動能力の高い患者はすぐに身体を前後に揺らし始める。より敏感な人は、「バタン、バタン」と、のたうち回ることすらある。

そのため、A先生は患者の受動能力を最初に把握しておく。受動能力があまり高くない患者の場合、例えば、電話による遠隔施術で効果をもたらすことは難しい。

受動能力は、残念ながら生まれた時から一生変化しないという。A先生によると、平均は１００点とのことで、筆者は１３０点だと言われた。もちろん、これはA先生を介して、天から教えられた点数である。しかし、他の多くの人の点数を知っている筆者からすると、これは決して高い数値ではなく、かなり平均に近いという印象を持っている。おそらくA先生は親切心から平均点を敢えて低めに教えてくれているのではないか？　そのように思えた。実際のところ、筆者と同じ１３０点の男性は多かった。また、女性であれば、１４０点以上は珍しくない。

筆者は１５０点という女性も複数人知っている。

（後日分かったことだが、そもそも受動能力が低ければ、違いや価値を見出し、評価することができないので、周波数療法に関心を持って筆者の本を手にすることなどない、と。だから、周囲に受動能力の高い人ばかりがいるのは当然ということだった。）

実は、遠隔送信サービスにおいて、稼動したらすぐに変化を体感したという方は、１４５～１５０点であった。受動能力が高ければ、平均的な人よりも遠隔ヒーリングなどの効果を早く感じやすい。これは、確かに恵まれた能力である。

しかし、単純に受動能力が高ければ高いほど良いとも言い切れない。受動能力の高い人ほど、人生において大きなストレスを抱えやすく、感情の浮き沈みが大きくなりやすいからである。周囲からの影響を受けやすいため、一気に良くなったと思っても、数時間後にはちょっとした切っ掛けで一気に落ち込んでしまうこともある。人一倍施術効果や喜びを大きく受け止めると同時に、人一倍精神的な苦痛も大きく受け止めるのである。

●気を発する能力「発信能力」を解説

A先生が患者に最初に伝える2番目の能力が「発信能力」で、「気」を発する能力である。最初、筆者の発信能力は130点だと告げられた。だが、発信能力は受動能力とは異なり、鍛えることで開発されていく。気功の実践によって点数は上がっていくのである。因みに、プロのヒーラーは、220点以上あるとのことだった。

筆者は月1回ペースでA先生の治療院に通い、毎回、発信能力とのちに触れる潜在意識の点数を教えられる。この発信能力は、日々気功を実践することで、どんどんと向上していく。半年後、筆者の発信能力は200点を超えて、その後は、毎月1点ずつ上昇していき、2025年2月の時点で219点となった。

これは、A先生の助けがあって故の結果であるが、A先生の施術を受けるだけで得られることではない。主に小周天と呼ばれる気功法を日々自ら実践することで得たものである。つまり、1か月毎の施術の間、自分で何もしていなければ、点数はまったく上がることはない。A先生は、筆者が日々実践しているかどうかを天に聞いて確認しているようなものである。点数が上がっていなければ、筆者はさぼっていたことになる。

多くの人は、A先生が何か特別なことをしてくれるのだと勝手に期待する。しかし、決してそうではない。「天は自ら助くる者を助く」のである。受け身でお願いしているだけでは何も変わらない。

ただ、日々努力していても、改善が得られているのかどうか、ほとんどの人は自分では判断できない。だから、継続の意味があるのかどうかと疑い、続かなくなってしまう。しかし、A先生を介して天から評価をもらうと、変化の過程が分かり、継続していく意欲がわくのである。

そのため、特別な何かを期待している人には失望になろうが、日々実践・努力できる人にとってはA先生は素晴らしい天との取次なのである。

●病気の原因と顕在意識・潜在意識の関係とは？

ガンを罹った人が病院で手術を受けて、無事患部が切除され、治ったとする。多くの患者にとって、これで一件落着となり、不安から解放される。だが、実際のところ、ガンから解放されたことにはならない。これは、周波数療法でも同様で、治せたからと言って、それで終わりではない。

ほとんどの場合、ガン患者は自身の内部にガンを生み出す原因を抱えている。治療は、結果として表出してきたものを取り除いただけである。大元の原因は取り除かれていない。そのため、何年かすると、再発することが多い。

A先生の主な仕事は、病気を生み出さない体質に変える手助けをすることである。もちろん、既に存在しているガンを癒すべく、「気」によるヒーリングは行うが、月1回ペースの施術だけではそう簡単に治らない。そのため、患者自身が自らを癒す方法をA先生は教える。

多くの人は、病気の原因について、食事、運動、睡眠などの生活習慣や、化学物質や人工電磁波などの環境に求めたがる。そこで、健康のために運動を行ったり、生活リズムを規則的に整えたり、消化に負担のかかる脂っこいものや肉類、甘いもの等の摂取を控える等、日々の習慣の改善を行う。これは、実際のところ、意味あることである。

だが、それらはあくまでも潜在意識の状態が同レベルの人にわずかな違いを与えるだけのことである。ほとんどのことは人の意識が生み出しているのだ。

治療が難しく、ある程度進行したガンのような難病の場合、もうダメだと諦めてしまう人の多くは亡くなってしまうのに対して、頑張って乗り越えようと病に向き合う人の多くは助かる傾向があると言われる。意識の違いは、生活習慣や食習慣の相違をはるかに超えて健康に影響をもたらす。意識が強ければ、他の要因は無視できるぐらいである。

しかし、これから言及する意識とは、顕在意識ではない。つまり、気持ちを強く持てばいいという問題ではない。重要なのは潜在意識である。潜在意識は、その人の意に反して自動的に発動する「見えない力」である。例えば、心配性で物事を難しく考えてしまう、反射的に悪い方向に考えてしまう等、理性で考える以前に働いてしまう思考性癖の源泉である。

A先生によれば、意識において、顕在意識が果たす役割はわずか1％で、99％は潜在意識がもたらす。つまり、我々の潜在意識が変わらないことには、一度罹った病気はまた罹るという結果を生み出しやすい。

●潜在意識を上げるワークの実践がいかに重要であるか

A先生が最初に患者に伝える3つ目の情報は潜在意識のプラス面とマイナス面の点数である。簡単に言ってしまえば、潜在意識におけるプラス思考の数値である。例えば、深刻な病気を患っている人の場合、潜在意識のプラス面が30点、マイナス面が69点といった評価となる。顕在意識の1％を加えると、100％となる。

通常、この数値を変えていくことは難しい。なぜなら、潜在意識に刷り込まれていることを顕在意識で修正していくことは至難の業であるからだ。だが、A先生は、潜在意識のプラス面を向上させていく術を天から授かっており、患者に対して潜在意識を変えていくワークを教えている。

ただ、これは決して珍しい方法ではなく、様々な民間の心理療法で採用されているトラウマ軽減法と似ている。気功と融合させた方法を採用しているものの、過去を振り返り、ネガティブな体験を表出させては小さくしていくワークを日々実践する。その人にとって思い出したくもない体験をした時期はもちろんのこと、思い出すことができなくても、人生のすべての時期において行う。例えば、母親の子宮の中で受精卵となって生を得てから出産にいたるまでの間に体験した無自覚の出来事をも清算していく。特別なことは何もなかったかもしれないが、それでも行う。日々これを人生のすべての時期において繰り返し行っていくのである。

通常、このようなワークを実践していっても、実際に自分の潜在意識がどのように変化するのか、自覚もできなければ、客観的に評価もできない。そのため、ほとんどの人は途中で投げ出してしまう。

筆者が最初にA先生とお会いした際、潜在意識のプラス面は61点、マイナス面は38点だと告げられた。そして、潜在意識のプラス面が75点を超えると、人は大病することはないため、まずは75点を目指すように言われた。

先に、筆者の発信能力が2年間で１３０点から２１９点に大幅に上昇したことに触れた。これは、小周天のような気功法を実践すれば、特別珍しいことではない。しかし、潜在意識のプラス面を向上させることはそう簡単なことではない。それでも最初は比較的順調で、８か月後には10点上昇して71点になった。だが、その後は1か月で1点ずつ上昇して73点に達すると、その先は3か月でようやく1点、その先は4か月でようやく1点上昇ということになり、２０２４年7月についに目標としていた75点に達した。そして２０２５年1月には77点になった。しかし、ちょっとさぼればこの点数はすぐに落ちてしまう可能性がある。そのため、実のところ、ゴールなど存在しない。

さて、筆者は2年間で潜在意識のプラス面が61点から77点になった。何か変わったのかと問われれば、それは確実に変わったと言える。もともと田舎暮らしで、忙しく畑仕事や庭仕事をしていることもあり、健康的ではあった。だが、それでもストレスは低減し、前向きな思考を維持しやすくなり、心に余裕が出てきて、僅かながら運気も向上したように思える。

実は、A先生は、独自の気功法の実践によって、健康度が向上するだけでなく、運気が向上することを強調している。そして、実際のところ、A先生のところに通う多くの人が人生を好転させている。ただし、自助努力を継続していけることが最低条件である。

●周波数療法にとって大事な継続能力

継続能力については、決してA先生が指摘したことではなく、点数化されるものでもない。しかし、筆者が周波数療法の利用者を見て感じたこと、そして、A先生との交流で感じたことから、重要と思われるため、ここで触れておくことにしたい。

もしあなたが何か病気を抱えていて、電極棒を毎日30分間握る施術を6か月間続けることでその病気が癒される可能性があると言われたら、それを継続できるだろうか？　ほとんどの人は、最初のうちは頑張って毎日実践する。しかし、次第に休んでしまう日が出てきて、1か月も続かないという人も珍しくない。その場合、当然効果は得られない。命に係わる病気を患っていたとしても、続かない人もいる。続けている限りは抑え込めていても、止めてしまえば、病状が悪化してしまうことも多い。

世の中には様々な健康法や民間療法がある。通常医療で満足できない人は、様々なことを試そうとする。しかし、多くの人がすべてに時間を割くことができなくなり、どれも中途半端になってしまいがちである。「30分程度なら…」と思っていたこと、例えば、週2回○○に通い、毎日3回サプリメントを摂取して、夜○○時までには寝るといったことを仕事や家事がある中で、続けることが難しくなってしまうようである。そして、継続しなかったにもかかわらず、試した方法では効果は得られなかったと勝手に評価を下してしまう人もいる。

既に触れたように、A先生の治療院では、月1回ペースでの施術が行われるが、その施術を受けるだけでは、発信能力も潜在意識のプラス面もまったくといって向上しない。つまり、改善は得られない。教わる気功法やトラウマ軽減法を日々能動的に実践することが不可欠である。しかし、その継続を苦に感じる人が多い。A先生の治療院に通い始める人の32%が自助努力による継続ができず、止めてしまう。これは3人に1人であり、大きな割合である。そのような人たちは、医療機関にお世話になることなく、自ら病気を克服していけるチャンスを逃してしまうことになる。

実は、ここでも潜在意識が大きく関わっている。最初は、顕在意識で何とか続けようとする。いや、続けられると思う。しかし、始めて見ると、「面倒だ」といった意識がわき上がり、負けてしまう。継続を苦と感じないように、潜在意識に覚え込ませる必要がある。「面倒だ」といった感情を起こさないようにして、決まった日課のように見なして、続けられるように導いていく。

日々の実践も「歯を磨く」、「風呂に入る」といったことと同じように捉えられるようにする。多くの人は、子供の頃、歯を磨くことも風呂に入ることも面倒だと感じた。しかし、継続していると、そのようなことは感じなくなる。そこに何の感情も生まれない。感情が発生してしまうと、人はそれに振り回される。そのため、感情が発生しないようになるまで継続する。時間になったらやるという条件反射のようなものである。

歯を磨くことを面倒だと感じることは、「嫌だ」と感じることと同じである。それは継続で消していくことができる。トラウマも「嫌だ」と感じることであり、それを継続によって軽減させていくことができる。楽な方に潜在意識が引っ張っていくことがなくなると様々なことが改善していく。

本来、通常医療が行う外科手術のような治療は自然の摂理を飛び越した反則技と言える。しかし、人はそれを反則ではなく、通常医療と信じてしまっている。他人に任せて反則技で治してもらうことに慣れてしまったので、本来のあり方を忘れてしまったのである。それは、反則技なので、すべての病気に通用するものではない。多くの病気は継続によって生じ、継続によって治すものである。継続できる人には効果が現れやすく、天から祝福が与えられるのである。周波数療法においても継続は極めて重要である。

●霊能力の評価点数が高い歴史上の人物とは？

さて、人の健康の評価とは無関係だが、A先生は霊能力をも点数化して筆者に教えてくれたことがある。既に触れたように、A先生は50歳の時に突然のように天と繋がった。これは、その時にA先生の霊能力が向上したことを意味する。本来、霊能力は生まれた時からほとんど変化しない。だが、受動能力と異なり、例外的に変化することがある。A先生はそれを体験したのである。

A先生によると、霊能力の平均は、受動能力の平均点と同様にやや控えめな評価のように思えるが、60点とのことである。70点を超えると、かなり霊能力があり、72点以上はまさに霊能者だという。

ただし、霊能力は幅広く、全般的に能力を発揮する人はほとんどいない。例えば、霊が見えたり、霊と会話できるが、その他の能力は備えていないという人は多い。また、予知能力はないが、透視能力があるというケースも珍しくない。もちろん、透視にも、様々な種類があり、多くの場合、能力者はその中の一部に長けている。筆者の印象では、A先生は、いわゆる霊や高次元存在とは繋がらず、天とのみ繋がる霊媒としての能力に優れている。

筆者は、その他、霊能力が高いと思われる歴史上の人物について質問してみた。まず、霊能者の入口となる72点の人物として、神秘思想家・哲学者・教育者のルドルフ・シュタイナー（1861－1925）がいた。現代では、先に紹介した医療霊媒のアンソニー・ウィリアム氏も72点であった。

次に、霊能力73点だった人物には、近代神智学を創唱したヘレナ・P・ブラヴァツキー（1831－1891）、発明家・電気技師・機械技師のニコラ・テスラ（1856－1943）、ナチュラリスト・哲学者・発明家のヴィクトル・シャウベルガー（1885－1958）、電気技術者で有能なラジオニクスのオペレーターのトーマス・ガレン・ヒエロニマス（１８９５－１９８８）らがいた。彼らの業績を振り返ると、確かに高い霊能力との関連性が見えてくるようで、興味深い。

さらに霊能力の高い人物を見るとより納得がいく。有能な医師でラジオニクスの考案者であるアルバート・エイブラムス（１８６３－１９２４）の霊能力は74点だった。ラジオニクスはダウジングの技術を発展させた機械である。エイブラムスは、患者の身体を軽く指で叩いた際の共振音の変化を手がかりに腫瘍の有無や病気を診断したが、病原体や薬を患者に近づけただけで打診音が変化することに気づいた。そして、いわば無線で薬の波動を送信する機械（ラジオニクス）を発明したのである。そして、霊能力の高いエイブラムスの発明したラジオニクスを、同じく霊能力の高いガレン・ヒエロニマスが応用し、その効果を最大限に高めたのである。ヒエロニマスは航空写真を利用して、指定した農地で繁殖した害虫の駆除に成功したことで有名となったが、ラジオニクスの技術を利用すれば、人類抹殺すら簡単にできると気づき、以後、重要な情報は口外しなくなったと言

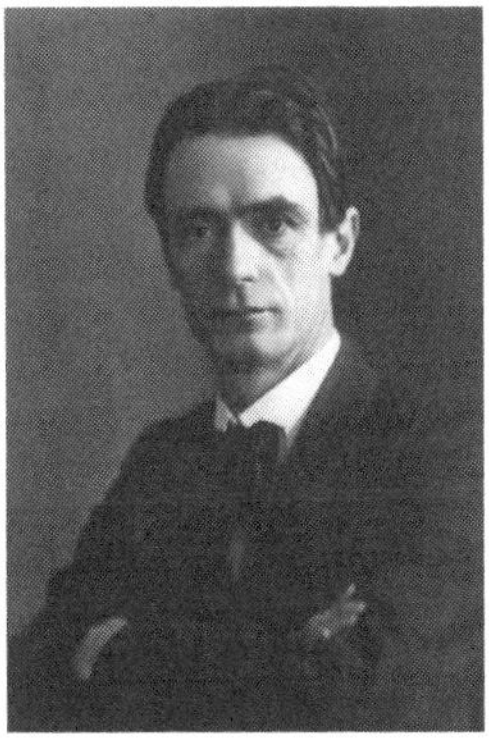

ルドルフ・シュタイナー

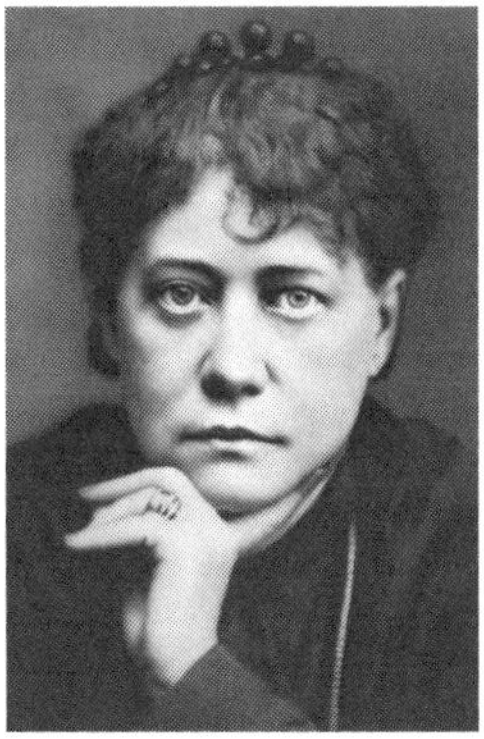

ヘレナ・P・ブラヴァッキー

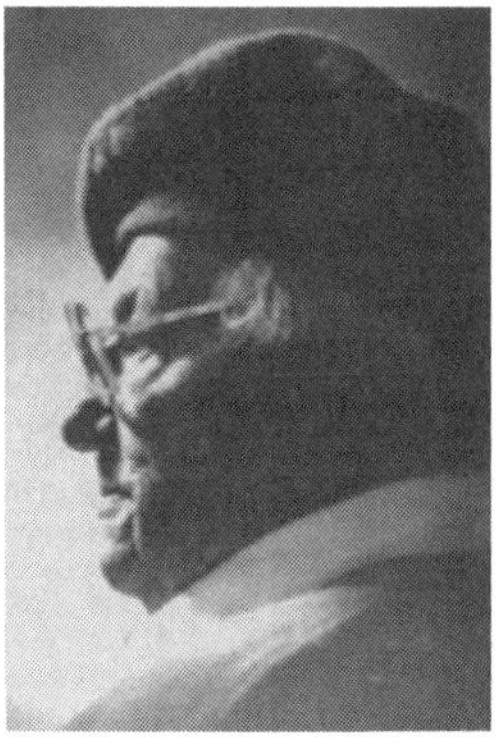

トーマス・ガレン・ヒエロニマス

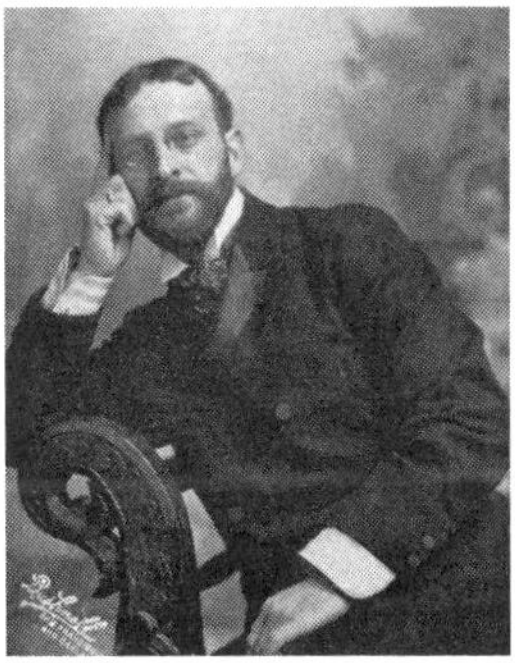

アルバート・エイブラムス

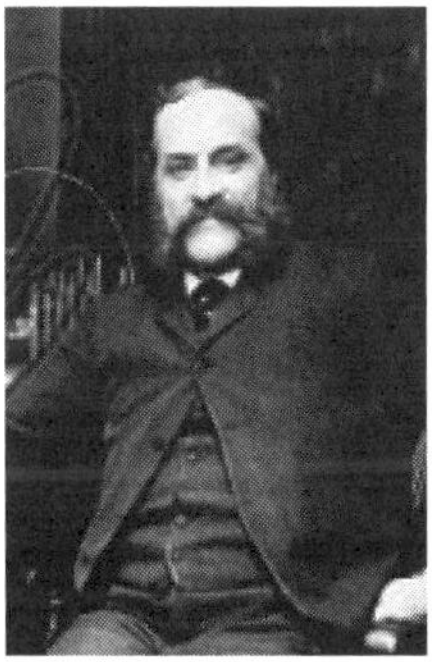

ジョン・キーリー

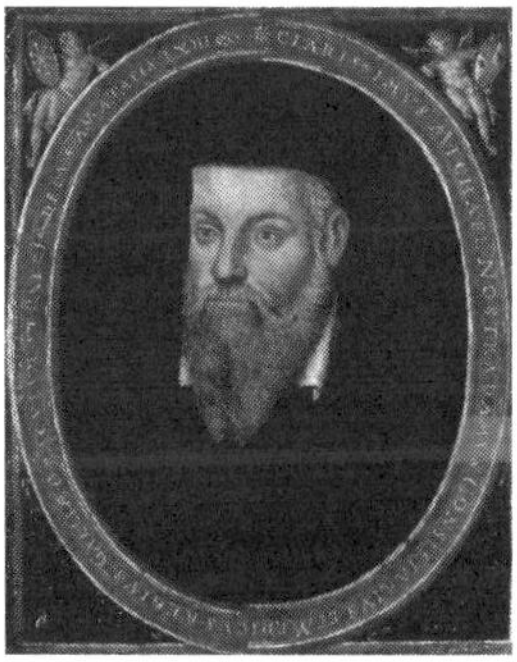

ミシェル・ノストラダムス

われている。

エイブラムスよりも26歳年上で、歴史上最大とも言える発見を成し遂げていた重要人物がいる。3、6、9の法則性を発見・応用し、音波を動力に結びつけ、重力制御にも成功したにもかかわらず、詐欺師として葬られた発明家のジョン・アーンスト・ウォレル・キーリー（1837－1898）である。彼の霊能力は74点だった。筆者は二人の巨人を超える霊能力を発揮した科学者をまだ知らない。

さて、霊能力75点はトップクラスである。A先生が50歳の時、突然霊能力が跳ね上がり、達した点数が75点だった。他に霊能力75点の著名人は、16世紀の医師・占星術師・詩人のミシェル・ノストラダムス（1503－1566）、インドの霊的指導者サティア・サイババ（1926－2011）、遠隔透視で有名なジョセフ・マクモニーグル（1946－）らがいる。そして、霊能力76点の人物が日本に存在した。その人物は、実は宜保愛子だった。A先生に言わせれば、たとえ、霊能力が76点であったとしても、その透視能力の的中率は六十数パーセントというもので、高確率にはなり得ないという。これは、天の意思に背くからである。

尚、現在存在する最高の霊能者は何点なのかは不明であるが、少なくとも1人、77点の人物がいるとのことである。その人物は、２０２４年3月時点で、まだ若い30歳の日本人女性で、生まれる前からの記憶をそのまま持ち続けており、動物との意思疎通もできる。将来、ヒーラーになるのかどうかは不明だが、今後、頭角を現してくるだろうとのことだった。

●発信能力を高めて潜在意識をプラス転化することが大切

病気を克服し、健康を得るために大切なことは、A先生の言葉を借りれば、「気」のエネルギー（発信能力）を高め、潜在意識のプラス面を高めることである。それは生活習慣や生活環境よりもはるかに重要である。

「気」のエネルギーは、日々の実践によって、それほど大きな支障なく向上させていくことが可能である。そのため、重要なのは、潜在意識のプラス転化である。

それは病気の再発を防ぎ、根本治癒に導くからである。しかし、ただ医師、施術家、ヒーラーたちにお願いするだけでは実現不可能である。自助努力が不可欠である。そして、それを継続する力も不可欠である。

多くの人は、好きではないこと、できないと思えること、恥ずかしいと感じること等は避けようとする。弱味を見せたくないという意識もあるだろう。これは、ごく当たり前のことである。

しかし、このような思考で、無意識に避けようとしてしまう習慣が、病気を生み出したり、回復を遅らせる原因となり得る。最初はちょっとした判断の結果であっても、繰り返し避けていれば、いざ、取り組まないといけない事態に直面すると、ストレスを感じるようになる。ストレスを感じるから避けることを続けると、さらにそのストレスが大きくなって、病気になってしまうこともある。ここで起こっていることは、潜在意識のプラス面の減少、マイナス面の増加である。

集団生活をしていない、組織に属していない、他者との交流が非常に少なくてもやっていけるといった人の方が、その流れを転換する機会を持ちにくい。会社のような組織に入っていれば、しばらく避けてこられた「やりたくない仕事」を、いよいよ自分がやらざるを得ない番が回ってくることがある。そんな体験は辛いであり、どのような形であれ、終わってみれば、ほとんどの場合、成長を体験する。以後、同じようなストレスがかかっても、以前よりも苦を感じず、取り組めるようになる。自信も生まれる。

避けて通っていては、なかなか成長できない。繰り返すことでさらに大きなストレスを抱え込むことになる。向き合って、乗り越えて、成長がある。これによって、感じたストレスが低減し、多くのことがこなせるようになる。

やらざるを得ない状況に直面して、実行に移す際、人は「開き直る」。観念して、どうにでもなれという意識になって乗り越える。しかし、避けてきた経験が長く続き、実行に移せば死をも感じる恐怖心が芽生えると、開き直ることすら困難になる。その時点で体調が悪化してしまう。

そこまで悪化しないとしても、辛い状況から抜け出すために、人は誰かに助けを求めがちである。病院に行って、医師から処方箋をもらい、薬を飲んでみたが、治らない。精神的に追い詰められていると、自分を診たのはやぶ医者だと思ってしまうこともあるかもしれない。また、スピリチュアル系の本をたくさん読み、イベント・ワークショップ等に参加するようなこともあるだろう。

しかし、どうしても誰かに、何かに助けてもらうことを期待してしまっている。無意識に自分を守ろうとやりたくないことを避ける判断が習慣的となり、潜在意識を繰り返し上書きして、マイナス面を増加させてしまっている。そうなると、なかなか自力で立ち向かう勇気が持てなくなってしまう。

少しずつで構わないので、自分の行動が加わることを行ってみる。通常、医師は何かをするようには言わない。処方箋を出すぐらいである。代替医療においても、定期的に通って、ただ何か施術を受けるだけのものはお勧めできない。自分自身の能動的な行動が大切である。他者にすべて任せてすべてやってもらうというのではなく、自分でもいくらか頑張ることが必要である。これがあれば、達成感を得て、自信を持ちやすくなる。

試行錯誤して学び、実行して、結果を得る。そして、自分だけが利益を得るのではなく、他者にも利益を分け与えられるようにする。できれば、このようなことを考えたい。

筆者が行っている周波数療法の講座では、決して高額ではない周波数施術機を各自が購入し、使い方を学ぶ。そして、施術には週2回というレベルもあれば、毎日というケースもあるが、数か月継続するものも多い。つまり、ある程度の根気を要するが、継続の意思という重要な点が試される。また、学んだことは家族に対しても実行可能となる。そのような意味では、すべてお任せで定期的に施術を受けるよりも能動的な自分を必要とする。自分の頑張りが結果に結びつけば、満足度が高くなり、さらに継続への意志も持ちやすくなる。周波数療法にはそんな点があることもメリットかもしれない。

第八章

世界に一つのオリジナル施術機を商品開発！周波数発生器 Bio Thriver はこうして実践活用する

●改造強化版遠隔送信装置 Enhanced Remote 追加で効力を強化

既に紹介してきたように、遠隔施術の効果は現れている。しかし、3ヶ月程度で効果が現れる傾向のあるプログラムもあれば、6か月かかってもなかなか効果の現れないプログラムもある。もちろん、最初にA先生からの回答を得た時点で、時間を要するプログラムと、それほど要さないプログラムの差はあった。そのため、仕方のないことである。

しかし、体験者に満足してもらうには、もう少し早く強く効果が現れるようにしたい。基本、A先生の協力の下で作られたプログラムは、既に最善に近い設定となっている。それ自体を変更することはできない。ならば、遠隔送信装置というハードウェアの改良を考えるしかない。

そこで、2024年春、周波数施術機 Spooky2 の遠隔送信装置「Remote」の改造に取り組んだ。効力に関わる要素はいくつかあり、それらを一つずつ考察した。結果、一部のパーツを交換し、新たなパーツを追加することで、パワーアップが図れることが見えてきた。幸い、内部に手を加えるだけで改造できた。見た目では違いは分からない。

そして、実際に改造した遠隔送信装置を使用してみたところ、これまで遠隔では無効だったプログラムが効くようになるという事例も現れた。おそらく既存のRemoteの2〜3倍程度効力は高まったと思われる。A先生への質問においても、効力は強化されたという回答を得た。そんな過程を経て、完成させたのがEnhanced Remote（エンハンスト・リモート）である。

現在、一般社団法人共振科学研究所で提供している遠隔送信サービスにおいては、このEnhanced Remoteを採用している。稼働を始めてまだ半年ほどしか経過していないが、これまで以上に効果が高まる傾向が現れている。Spooky2ユーザー向けに螺

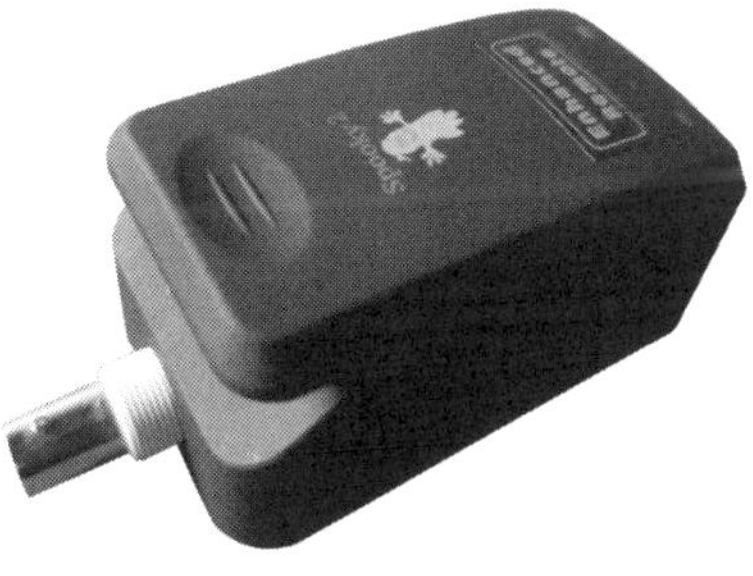

エンハンスト・リモート

旋周波数研究所（https://www.knetjapan.net/）において単体でも販売を行っている。

●周波数療法の普及に向けてどのように体験してもらうか

適切な周波数を適切な設定で発すれば、目覚ましい効果が得られる。しかし、周波数が不適切であるか、設定のいくつかが不適切であれば、ほとんど効果が期待できない。これが地上最強62点の周波数療法である。

現状、多くの周波数療法においては、適切とは言い難い周波数と設定が採用されている。それは開発者個人の信念に基づいている。そのため、「目覚ましい効果」とは言い難い状況があり、筆者は独自に設定を変えて動かしている。

とてつもない潜在能力を秘めていながら、多くの人は周波数発生器（施術機）をあまり十分に活用できていない。適切な周波数や設定が利用されていなければ当然であるが、これは非常に残念なことである。そこで、筆者は一般の方々のために講座を開いて、設定を変更可能な周波数発生器（施術機）を用いて、設定の変え方を含めた活用法を示してきた。

そして、A先生の協力により、今日までに蓄積されてきた膨大な周波数データベースにすら存在しない、究極の周波数を新たに発見し、それらの周波数による効果を最大限に引き出す設定をも見つけ出すことに成功した。そして、その検証の結果、高い確率で治癒・改善の効果が得られることを確認した。

そこで、できるだけ多くの方々に、適切な周波数と設定に基づいた周波数療法を体験していただきたいと思ってきたが、課題もあった。

使用する機械は、本来、大学などの研究室に常備される一般的な周波数発生器で構わないのだが、効果を引き出すためには、まず、波形を変える必要がある。対象毎に波形は異なり、オリジナルの波形を作成するには専門的な知識と手間を要する。出力には最低2系統必要で、同調させることも、位相反転させることも、個別に変更することも可能でなければならない。また発生させる周波数は、最低でも数MHz、できれば150MHzレベルまで対応するものを使用したい。その他にもいくつか条件があるが、これらを実現するには、専門的な知識とやや高価な機種が求められる。

そこで、筆者はあらかじめ多くの条件を備えた既製品を用いて、独自に設定を変更して使うことにした。選んだのは、世界的に普及しているSpooky2 GX (Pro)で、多くの問題をクリアできる希少な周波数発生器であった。

これで、設定さえいじれば、求める効果を生み出しうる準備はできた。そして、実際のところ、既に触れたように、Spooky2 GX (Pro)を使用して、設定の変更を含めた活用法について講座を開いている。

だが、筆者としては、それだけでは不十分だった。というのも、利用者はパソコンを使って専用のソフトウェアで周波数発生器を操作する必要がある。そして、専用のソフトウェア上で設定を変更するには、ある程度の知識が必要である。理科系の方には楽しめることもあろうが、そもそもパソコンは使わないという方も多い。ある程度知識が必要なことから、何回か講座を受講していただくことが求められる（現在のところ2回の集中講座の受講で大半はカバーできるようになる)。もっと簡単に使える周波数発生器が必要である……。

●独自に開発！　周波数発生器 Bio Thriver がついに完成

そのようなことから、2024年春、独自の周波数発生器の開発に取り組むことにした。ターゲットは病気施術ではなく、美容・アンチエイジング、デトックス、活力強化等として、手軽に周波数効果を体験できる製品を目指した。

まず、必要なものはすべて本体に埋め込んで、簡単なボタン操作のみで動かせるようにすることを考えた。つまり、パソコン不要の機械である。もちろん、技術的に解決すべき問題がいくつもあったが、幸い、有能なエンジニアの協力が得られた。そして、技術的な難題の数々は急ピッチで解決していき、予想を超えて、わずか半年で試作機が完成した。

「BioThriver（バイオスライヴァー）」と命名した特定信号発生器（周波数発生器）には、既に効果が確認された「発毛」「シワ取り」「減量」の他、「黒髪化」

「シミ取り」「老眼対策」「飛蚊対策」などの美容・アンチエイジング系プログラムが含まれる。また、「免疫力向上」「活性酸素蓄積低減」「ミトコンドリア活性化」「血行促進」「善玉菌活性化」などの活力強化系プログラムの他、各種薬剤による副作用の軽減や有害金属排出を目指したデトックス・プログラム、さらに様々な癒し系プログラム等も搭載されている。それらのほとんどは効果に優れた2MHz超の周波数を採用している。

電極棒を握って利用するコンタクトと、DNAサンプルを利用して遠隔で作用させるリモートの両方のプログラムを備えている（リモートには改造強化版のEnhanced Remoteを採用した）。既に触れたように、リモートの効果はコンタクトのそれと比較して10分の1以下とも言われる中、発毛、シワ取り、減量などのプログラムで興味深い効果が得られていた。コンタクトで動かせば、さらに興味深い変化が現れるはずである。BioThriverを使用すれば、専門的な知識も煩雑な操作も不要となり、継続も楽になる。これは結果を出しやすい環境を整えることにも繋がる。また、コンタクトとリモートの両方が使えるメリットは大きい。

例えば、発毛プログラムは1年ほどリモートで稼働させ続ける中、コンタクトにおいては、免疫力強化プログラムとシワ取りプログラムを利用するなど、複数の施術を同時進行させることも可能となるのである（同時発信はできない）。

搭載プログラムは、将来的に少しずつ増えていくことが予想されるため、アップデートを可能とした。つまり、本体を送れば、プログラムが追加・更新されて返却されることになる。

なお、コンタクトでは効果が期待されても、リモートでは効果が期待できない場合、コンタクト用プログラムのみが搭載されている。また、実用上、リモート用プログラムが相応しい場合は、リモート用のプログラムのみが搭載されることもあるだろう。

お断りしておくべきこととして、既に説明したように、A先生からの情報の的中率は95％であるとしても、一つのプログラムを作成するには、いくつもの質問を積み重ねていかねばならないため、機械的に計算しても、6割程度に落ちる可能性がある。十分に検証ができていないプログラムも多く含んでいる。また、使用による効果は、その人の受動能力によっても大きく影響を受ける。そのため、作成したプログラムが期待通りの効果を生み出してくれるとは限らない。

BioThriverは、あくまでもA先生を介して天から授かったプログラムを体感する機械である。いわば、的中率の高い占いに基づいて作られた周波数療法のプログラムを簡単に再現できる機械である。当然のことながら、治療を前提とした医療機器ではない。実験的な使用が前提とされることをご理解いただきたい。

尚、売上の一部は、多忙の中、多くの施術プログラム作成に時間を割いて頂いたA先生に、また、今後の研究資金として非営利法人の一般社団法人共振科学研究所に充てられる。

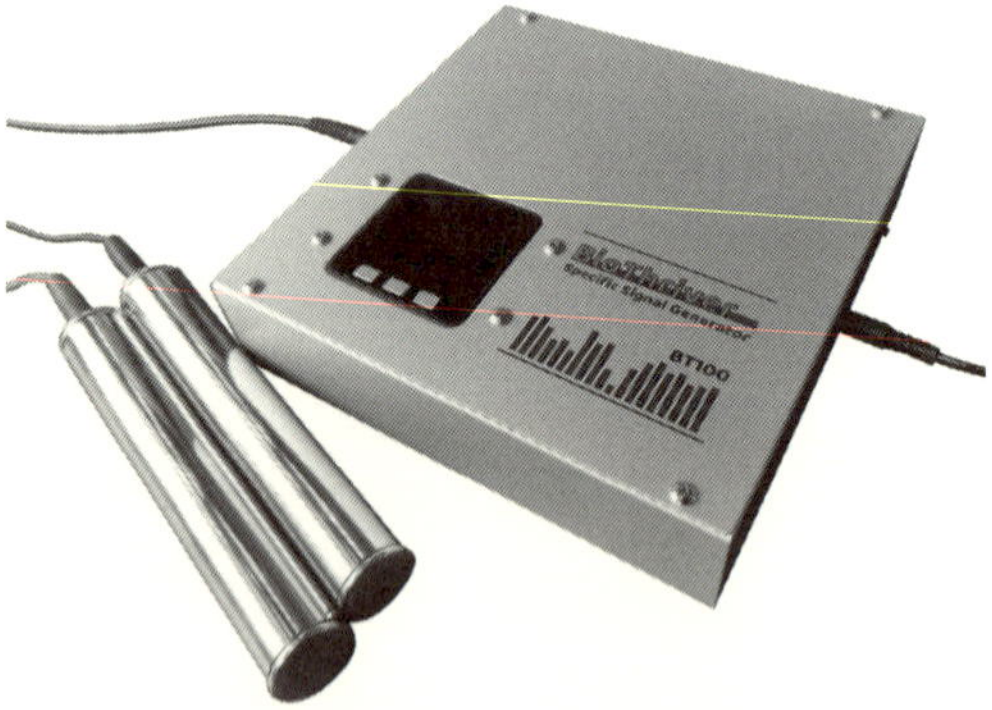

特定信号発生器 BioThriver

●Bio Thriverによるコンタクト施術を解説

Bio Thriverを動かすのにパソコンと専用ソフトウェアは不要である。つまり、それらは本体に内蔵されている。ただ、物価の上昇や為替の変動により、原価が高く、大量生産できないことから、価格を抑えることは難しかった。周波数療法の普及を目指す立場の人間として、そのあたりは心苦しいところであるが、実のところ、価格は天にお任せして決定した。A先生に支払うべき金額も天から示されている。今回、筆者はそれに従うことにした。

それでも、示された価格は、個人で十分購入可能なレベルと思われる。本体にパソコンとソフトウェアが内蔵されているのだとみなして、ご理解いただきたいところである。

BioThriverには、出力端子が一つある。コンタクト施術の場合は、コンタクト・ケーブルを介して電極棒と接続する。電極パッドを使用することも可能であるが、効果が薄れるため、お勧めしない。巷では身体に電極パッドを貼り付けて施術を行う機器が広く出回っているが、皮膚表面を介して伝わる周波数信号は浸透しにくい。既に触れたように、ヒトの手は、既存のあらゆる精密機器を超えるセンサーである。手のひらをかざして「気」を感じ取ることはできても、機械で客観的にそのエネルギーを測定することはできない。

例えば、発毛効果をもたらすために、既存のあらゆる療法においては、患部に刺激を与えようとする。頭皮に発毛・育毛剤をかけて、マッサージする。しかし、それはまさに見た目だけで判断する対症療法で、根本的な問題と向き合っていない。周波数療法においては、もっと内側をターゲットにする。物理的な距離は関係なく、効率的に伝えやすい手のひらに周波数信号をインプットする。その上で、多くのプログラムにおいて筆者が独自に推奨してきたことだが、電極棒の下端をさらに下腹部に接触させる。これにより、手、腕、肩、上体、肩、腕、手に周波数信号が伝わるだけでなく、下半身にも周波数信号が伝わり、効果が高まるのである。

なお、手のない人、怪我等で握ることのできない人は、床に電極棒を置いて、足の裏を接触させていただきたい。

コンタクト施術は、適切な時間が経過すると自動的に停止する。一時停止機能もあるが、できれば、止めることなく最後まで続けていただきたい。また、毎日ではなく、2日に1回、3日に1回というケースがあるが、できるだけその通りに行っていただきたい。3日に1回ペースよりも毎日行った方が良いだろうと勝手に思わないでいただきたい。意味があって間隔が空けられているのである。

●Bio Thriverによるリモート施術を解説

リモート（遠隔施術）の利用には、短いBNCケーブルで出力端子とRemoteを接続する。ケーブルは曲がるので、Remoteは好きな位置に動かして構わない。紙製の円形シールまたは100円ショップでも購入可能な紙製サージカルテープの粘着面にDNAサンプルとしての爪を載せて、粘着面同士を合わせ、その上に名前とサンプル採取日をペン等で記載する。それをRemoteの中に入れる。もし、家族全員が同じプログラムを体験したい場合、同じようにDNAサンプルの爪を入れた紙製の円形シールまたは紙製サージカルテープを人数分用意し、Remoteの中に入れて稼働させる。Remoteは1日24時間稼働させ続ける。熱がこもらないように、本体に何かを被せたり、モノを接触させるようなことはせず、風通しの良い場所に置く。また、DNAサンプルの爪は、新鮮なほど効果が期待できるため、1か月程度での交換をお勧めする。

リモートにおいては、同一プログラムを複数人と共有可能である。例えば、発毛プログラムを希望する人が10人いれば、10人分のDNAサンプルをRemoteに入れればよい。Remoteの中にすべてのDNAサンプルが物理的に収まり、フタが隙

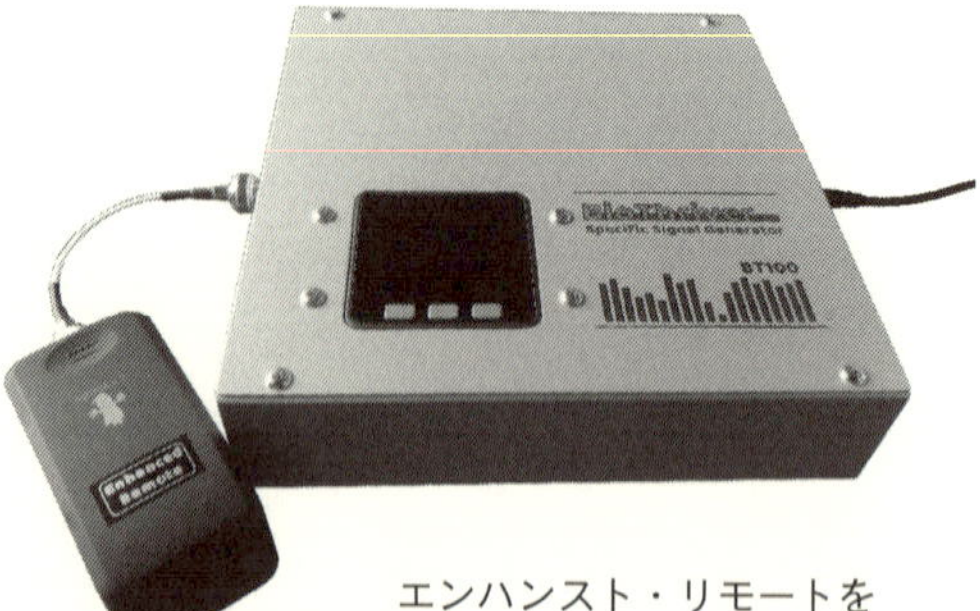

エンハンスト・リモートを
取り付けたBioThriver

間なく閉まりさえすれば、最大50人まで対応する。ただし、現実的には、あまり多くなるとフタが閉まらなくなるため、15人程度が限界かもしれない。

しかし、治療院やサロン経営者がBioThriverを用いて各種リモート・プログラムを稼働させるサービスの提供は十分可能と思われる。1プログラム1台必要となるが、参加者が10人ほど集まるプログラムを動かせば、1年で投資額は回収できるかもしれない。

また、もし週2回ペースで通われる患者さんがいるような治療院の場合、3日に1回ペースで行うコンタクト・プログラムを提供することもできるだろう。例えば、「上咽頭洗浄」や「活性酸素蓄積低減」を目的としたコンタクト・プログラムは3日に1回ペースで、半年程度の継続を目途に行うため、その二つを合わせたサービスも一案である。1日1時間程度リモート・プログラムを停止して、コンタクト・プログラムを動かしてもリモート・プログラムの効果に大差はない。

ただし、既に触れたように、多くのプログラムは十分に検証ができておらず、BioThriverは実験機械としての位置づけにある。ご自身でいくらか体験の上、検討していただきたい。

●Bio Thriverの効率的な使い方とは？

Bio Thriverには、コンタクトとリモートの両方の機能がある。既に触れたように、多くの場合、コンタクトによる施術の方がリモートによる施術よりも効果が現れやすい。Spooky2のような周波数施術機において、リモートで伝わる周波数信号の強度はコンタクトの場合の10～20分の1に落ちると考えられている。

しかし、時にコンタクトでの効果とリモートでの効果にあまり差が現れないケースや、むしろリモートの方が効果が期待できる稀なケースもある。

そこで、同じ目的のプログラムであっても、コンタクトを利用した場合とリモートを利用した場合で、それぞれ効果発現までの予想目安期間を示している。その一覧表を参考にして、リモートでも効果が期待できそうなプログラムとコンタクトで効果が期待できそうなプログラムを併用していただくことをお勧めしている。

リモートのプログラムは、一つ選んだらそのプログラムを半年から1年程度は継続して稼働させていただきたい。目安期間は、変化が現れ始めると予想される平均期間であり、その期間で終わらせることを示しているわけではない。各自、適宜継続していただきたい。「効果の現れやすさ」として示した★印の多いプログラムの稼働をお勧めする。

そして、他のプログラムも動かしたい場合は、稼動中のリモートのプログラムをいったん停止し、リモートに繋がったBNCケーブルを本体から取り外す。そして、コンタクト・ケーブルを繋いで、電極棒を握った状態で、好みのコンタクト用プログラムを稼働させる。コンタクト施術が終了したら、コンタクト・ケーブルを本体から外す。そして、リモートが繋がったBNCケーブルを繋いで、それまで動かしてきたリモート用プログラムを再度稼働させる。

これにより、同時に複数のプログラムを進行させることができる。コンタクト・プログラムの数は2つか3つまでとしていただきたい。そして、コンタクト・プログラムにおいても、目安期間を超えて継続していただきたい。

なお、同一プログラムをリモートとコンタクトの両方で稼働させることが最も強力な効果が期待できる。また、BioThriver 2台で同じ人に対して同じリモート・プログラムを動かすと、さらに効果が高まる傾向がある。

ただし、既に触れたように、稀に電磁波に過敏な方はコンタクト施術において苦痛を感じる可能性がある。特に、電極棒を下腹部に接触させると強く感じられる場合があるため、その際は電極棒を手で握るだけとしていただきたい。もし、電極棒を握るだけでも苦痛となる場合は、すぐに止めて、第五章で触れたように、数か月間セロリ・ジュースを試してみることをお勧めする。

●遠隔リモート・プログラムによる送信サービスについて

これまで、一般社団法人共振科学研究所においては、利用者からＤＮＡサンプルの爪を定期的に送っていただき、リモート・プログラムを稼働させるという実験検証を目的とした遠隔送信サービスを提供してきた。本書で紹介した「発毛」「シワ取り」「減量」の効果は、このサービスの利用者からの報告に基づいていた。

今回、Bio Thriverの販売を開始した。そのため、今後は状況が異なってくる可能性がある。だが、当面はデータ収集のために続けていく予定である。もちろん、コンタクト施術の方が効果が期待できるため、Bio Thriverの使用の方が好ましい。とはいえ、誰でも簡単に購入できる価格とは言い難いところがあるのも事実である。そこで、一部のリモート・プログラムに限定されるが、しばらくサービスを続けたいと考えている。ただし、効果については報告をお願いしており、ご協力いただければ幸いである。

お申し込みは一般社団法人共振科学研究所のウェブサイトからのみ受け付けている。詳細は左記リンクをご覧いただきたい。

https://www.knetjapan.net/kyoshin/remotetrial.html

第九章

病原体駆除からヒーリングまで
応用無限大！
天が与えた未知なる周波数科学の
大いなる可能性

●デトックス・ヒーリング・代謝向上への効果

周波数療法は、ライフが確立したような病原体の駆除を目的としたものばかりではない。いや、むしろ、ライフ流の周波数療法は少数派である。ヒーリング目的で周波数療法を利用する人々の方が多数派と思われる。

既にいくらか触れたが、目的によって周波数信号の発し方は異なる。病原体が相手の場合、特定周波数によって共振を促し、物理的な破裂・崩壊、すなわち、死に導く。この場合、衝撃力の高い波形が利用される。

次に、有害な重金属や化学物質の排出（デトックス）を目的とする場合だが、これは病原体を殺すケースと少々似ている。ターゲットは病原体という微生物ではないが、イメージとしては、物理的に共振を起こすことで、固まって付着したターゲットをほぐし、粉々にして排出を促す。そのため、ある程度の衝撃力は必要である。

一方、ヒーリングの場合、人体が発する周波数の落ち込みを補うような形が取られることが多い。ヒトを含めた生物は、幅広い周波数を発している。人体の構成要素はそれぞれ独自の楽器を持っていて、あたかもオーケストラを奏でているようなものである。もしオーケストラのメンバーの一人が、体調を崩し、担当する楽器の音を発することができなくなれば、曲全体がもたらす効果は損なわれてしまう。そこで、周波数発生器で鳴らない楽器の音（周波数）を再現（発信）して、全体に調和を与える対策を講じる。これが周波数におけるヒーリングである。病原体を死滅させるケースと異なり、必ずしも強い衝撃力は必要とされない。必要とされる音を周波数発生器でしばらく補っていると、次第に身体は応答し、回復してくるのである。

また近年、A先生の協力で、筆者は代謝向上を促す周波数を発見した。これは厳密にはヒーリングとは異なる。例えば、炎症を癒すのがヒーリングだとすれば、代謝向上は、処理能力の向上である。実は、美容系の施術プログラムは、ヒーリングというよりも代謝向上が関わっている。これはデトックスの効率を高めることに近い。

ただ、周波数が数MHzを超えて高くなると、物理的な身体の各部位を超えて、エネルギー体にも影響をもたらすようになると推測される。特に、エッセンシャル・オイル（の周波数）はそんな効果をもたらす印象がある。

●エッセンシャル・オイルの高い周波数を利用する

周波数療法において、エッセンシャル・オイルの周波数はデータベースの中でも比較的効果が高く、人気がある。実際に、バイオフィードバックスキャンの技術によって測定を行い、エッセンシャル・オイルに特徴的な周波数を拾い上げていくことは可能である。ただし、その原料の産地により、微妙に成分が異なり、その効果も異なる。そんな微妙な相違を重視するのであれば、本物のエッセンシャル・オイルを利用した方がいい。

しかし、周波数療法におけるエッセンシャル・オイル周波数の利点は、原材料の特性や品質に左右されない、理想の周波数が存在することにあるだろう。厳密に言えば、実際に市販されているエッセンシャル・オイルに基づいた周波数とは異なるはずだが、雑味がないと言えようか。

そんなエッセンシャル・オイルの周波数は46～３２０MHzであり、周波数データベースの中で最も高い。そのため、周波数施術機Spooky2においても、特別な設定変更が必要となるが、多くの場合、具体的に「○○に効く」とされるヒーリング周波数よりも強力である。自分に合うエッセンシャル・オイルを見つけ、そのエッセンシャル・オイルの周波数を使いこなせるようになると、健康管理が楽になる。

例えば、エッセンシャル・オイルのフランキンセンス（乳香）は、一般的に、心を落ち着かせ、深い呼吸を促す作用（鎮静効果）がある他、皮膚の再生や呼吸器系の不調にも有効とされている。フランキンセンスの周波数は１４７MHzであるが、実際にその周波数を発すると、それらの効果の他、肩こりや疲労などにも有効なことが分かる。現代人は、様々なストレスを抱え、それが原因となって多様な症状を生み出しがちである。そのため、例えば、周波数データベースの中から、個別にリラックス作用、皮膚荒れ、呼吸器不調、肩こり・疲労等に有効とされる周波数を選んで動かすよりも、むしろフランキンセンスの周波数を動かした方が効く傾向がみられる。

エッセンシャル・オイルの周波数が効きやすい理由の一つは、その周波数の高さにある。周波数が低ければ、肉体的・物理的に大きなインパクトを与えるが、高いと体感が得られにくくなるものの、ミクロの精妙な領域、すなわち、マインドや感覚、いや、エネルギー体に対して影響をもたらしやすくなると考えられる。だが、興味深い特徴は、フランキンセンスの例から分かるように、様々に異なる効果が同時に幅広く得られることである。なぜエッセンシャル・オイルは、様々な効果を発することができるのだろうか？

筆者はライフが築いた周波数療法の研究を行ってきた。そして、21世紀に入り、ライフが直接病原体の致死周波数を発することなく、複数の病原体を同時に死滅に導いた妙策を学んだ。ライフの同僚ホイランドによる知恵が大きかったが、複数の病原体の致死周波数をそれぞれ異なる程度で整数倍して特定帯域にまとめていた。いわば、最小公倍数を計算するように、特定帯域に整数倍周波数を集中させたのである。そして、その帯域を絨毯爆撃した。

このようなライフとホイランドによる妙策を知っていた筆者は、まったく逆の発想をすれば良いのではないかと気づいた。エッセンシャル・オイルの周波数は極めて高いため、たくさんの約数を持つ。つまり、それぞれ異なる効果を有する周波数を約数として抱えやすくなる。そのため、一つのエッセンシャル・オイルの周波数が同時に様々な効果を発し得ると理解できたのである。

エッセンシャル・オイルの高い周波数の利用は、ライフがレイ・マシーンを開発した時代には考えられないことであった。短時間の照射でガンを治癒させられるほど強力とは言えないが、それでも優れた施術効果を持ち、現代の周波数療法の強みの一つと言えるかもしれない。

●新型コロナ対策のプログラム作成で分かったこと

新型コロナウイルス流行後の2023年4月、筆者はA先生の協力を得て、新型コロナウイルスの致死周波数と各種設定情報を得て、駆除プログラムを作成した。新型コロナウイルスの致死周波数は8・5MHz台にあるとのことだった。筆者は、ライフの技術を応用して、ターゲット周波数域に相応しい信号が及ぶように、スペクトラム・アナライザを見ながらプログラムを作成した。

それまで周波数療法での新型コロナウイルス駆除プログラムは存在せず、バイオフィードバックスキャンでも測定しない帯域であった。そのため、非常に画期的なプログラムで、感染したと感じた場合に動かしてもらうものである。

1回3時間超の長い施術となるため、多少根気がいる。しかし、電極棒を持たずとも、身体に電極パッドを貼り付けて行うことも可能なため、仕事中や就寝時に施術可能である。理想は、1日2回ほどの施術を3日間集中的に行うことである。

筆者も感染が気になった際には動かすようにしてきたため、これまで新型コロナウイルスで医療機関にお世話になったことはない。オミクロン株に置き換わった時点で、弱毒化が進んだことを確認できるようになったものの、メディアでは相変わらずその脅威を発し続けた印象がある。

しかし、新型コロナの問題は、後遺症にあると言えるかもしれない。回復したと思っても、味覚・嗅覚・認知力の低下、倦怠感等が残るケースが多い。また、ワクチン接種による後遺症も無視できない。

そこで、筆者はA先生に、新型コロナ後遺症に効く周波数と、新型コロナワクチン後遺症に効く周波数を質問してみたところ、両者の周波数は一致した。これは何を意味するのだろうか？

本来、ワクチンは、病原体を弱毒化・不活化させて作り出すものである。そのため、病原体の発する周波数と、ワクチンが発する周波数が一致しても不思議ではない。しかし、新型コロナ向けのmRNAワクチンは本来のワクチンではない。

新型コロナウイルスの表面には、スパイクたんぱく質というトゲトゲしたたんぱく質が付いている。このトゲトゲの部分が人間の細胞にくっつくことで、ウイルスが細胞の中に取り込まれて増殖していく。mRNAワクチンは、このスパイクたんぱく質に対する抗体を体に作らせることで、免疫を獲得できるようにしたものである。

mRNAはウイルスのDNAの遺伝情報を転写したものである。mRNAワクチンを接種すると、このmRNAが人間の細胞に取り込まれ、体内でmRNAをもとにスパイクたんぱく質が作られる。そして、このスパイクたんぱく質に対する抗体が作られて、新型コロナウイルスに対する免疫ができるとされている。

つまり、mRNAワクチンにおいては、ウイルスを弱毒化・不活化させた現物を使っていなくとも、対象ウイルスと共通のDNA情報を利用している。周波数の源がDNAにあるとすれば、新型コロナ後遺症と新型コロナワクチン後遺症を癒す周波数は同じとなる。言い換えれば、従来の生ワクチンや不活化ワクチンではなくても、ワクチンを接種すれば、感染したのと同じような状態になり、後遺症も共有することになると言える。

当然、筆者は両者に有効な周波数と設定をA先生から聞き出し、施術プログラムを作成した。周波数は、もちろん新型コロナウイルスの致死周波数とは異なるが、水銀の共振周波数の倍数と近かった。そのため、歯にアマルガムがある人には注意が必要となる。水銀を刺激して溶け出すことがあれば、むしろ害を生み出すからである。

施術プログラムの作成においては、対象の周波数だけを考えていてはいけない。刺激を与えたくない帯域があり、その帯域を避けたプログラムを作成する必要がある。水銀を刺激する帯域の他に、善玉菌を殺してしまう帯域も避けるべきである。

●ホメオパシーの原理で風邪と結核は同じ周波数が効く⁉

筆者は、これまで様々な病原体の致死周波数をA先生を介して教えてもらってきたが、時々不可解な回答を得ることがあった。ある病原体の致死周波数と、まったく別の病原体の致死周波数、あるいは、何らかの病気のヒーリング周波数が一致するケースである。

２０２４年1月、筆者は結核菌の致死周波数を質問した。そして、回答された周波数を見たところ、過去に教えてもらった他の病気の治癒周波数と同じだったような気がした。すぐに調べてみたところ、それは普通の風邪の治癒周波数であった。

天は、時折意図的に間違った回答を与えることがある。そこで、次の質問において、左記のような質問を行った。

「前回、結核菌の致死周波数を質問させていただいたところ、教えていただいた周波数は、以前教えていただいた風邪の治癒周波数と同じでした。どちらかの周波数が間違っていると思われます。結核菌の正しい致死周波数、風邪の正しい治癒周波数をそれぞれ教えてください」

このような質問の結果、意外なことに、両者同じ周波数で間違っていないという回答を得たのである。

ここで、ホメオパシーの話をしたい。マラリアは、ハマダラカが刺してマラリア原虫が体内に入って感染する病気である。症状として、発熱、頭痛、関節痛などを引き起こすが、周期的に高熱を繰り返すことが挙げられる。治療にはキニーネ（キナの樹皮に含まれるアルカロイド）が有効である。ただ、健康な人がキニーネを摂取するとマラリアと同様の症状を起こす。つまり、「同じ症状を起こすものが薬となる」という法則が見られる。そこで、同種療法（ホメオパシー）と呼ばれる。

では、あらためて結核について考えてみ

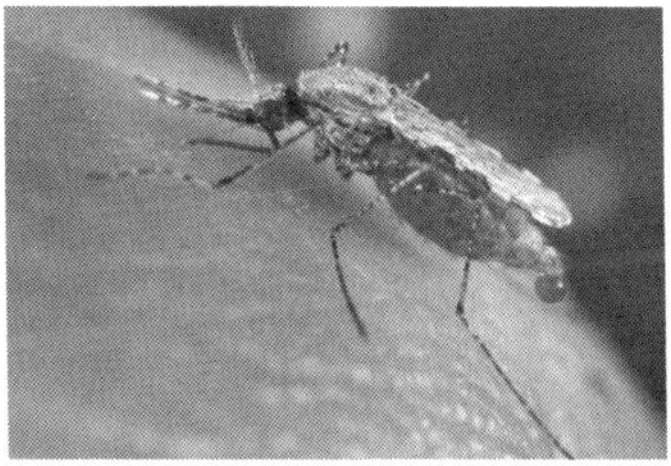
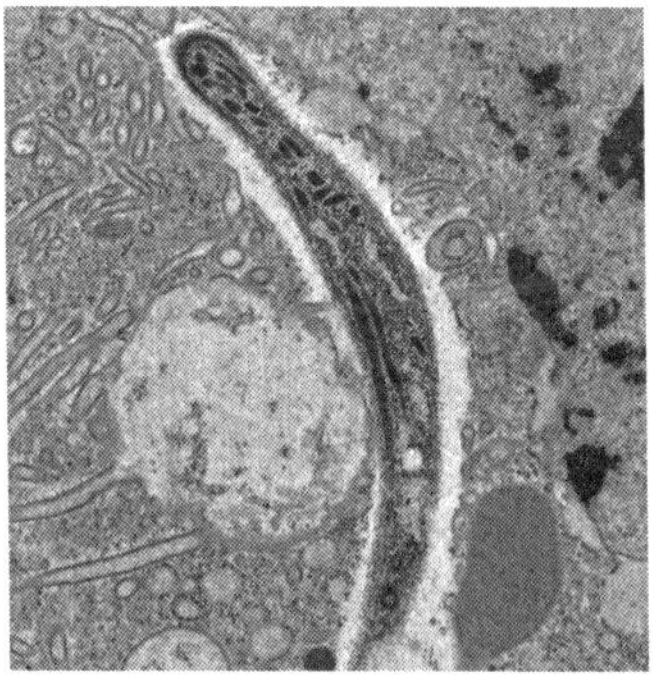

左：ハマダラカ　右：マラリア原虫（写真：Ute Frevert）

たい。結核の症状は、咳、痰、発熱など、風邪の症状とほぼ同じだが、咳が2週間以上続く。特別な検査を行わない限り、医師でも見分けるのが難しく、長期化してはじめて気づくケースも多い。

読者のみなさんもお気づきのように、ホメオパシーの原理を考えれば、結核と風邪の両者は同様の症状を示す。つまり、同じ薬、言い換えれば、同じ周波数が効く可能性が高いのである。

もちろん、結核の方が重い病気であり、薬（周波数）の与え方に差が現れるはずである。結核に対しては、より刺激が強く、長期間、周波数信号を与え続ける必要性があると想像される。そのため、結核治療に有効な周波数が風邪の治癒にも有効であると言えると思われ、周波数が一致していても矛盾はないことになりそうである。

ところで、ライフは結核菌も自身の顕微鏡で観察しており、環境によって姿形を変えることを確認している。そして、棒状の結核菌の致死周波数は369433Hz、姿を微小サイズに変えた際の致死周波数は769000Hzであると報告している。これらの周波数がどれだけ正確なのかは不明である。しかし、A先生が教えてくれた結核菌の致死周波数が、この二つの周波数の倍数に近い数値であったことは興味深い。当時、ライフは2MHzを超えるような高い周波数までは調べることはできなかった。そのため、実際の致死周波数の数オクターブ下、いや、数分の一の周波数（低調波）を発見していたのかもしれない。

ただし、これはあくまでもA先生からの情報が正しいことが前提にある。そのため、検証が必要である。筆者は、一般社団法人共振科学研究所を立ち上げ、様々な研究を行っている。このような情報の検証についても、今後の課題として考えていきたいと思っている。

●大腸菌O-157とカンジタ・アルビカンスの致死周波数も一致!?

結核菌の致死周波数と風邪の治癒周波数が一致したことを知ってしばらくして、新たに致死周波数が被るケースに出合った。腸管出血性大腸菌O-157：H7

の致死周波数を質問して得た周波数が、過去に教えてもらったカンジダ・アルビカンスの致死周波数と一致したのである。

カンジダ・アルビカンスは、元来は人の体表や消化管、それに女性の膣粘膜に普通に生息し、多くの場合は特に何の影響も与えないが、体調が悪い時などに病変を起こす日和見感染の原因となる。カンジダ症を引き起こすだけでなく、トゥーリオ・シモンチーニ博士によれば、ガンの原因菌ともなりうる存在である。だが、カンジダ・アルビカンスは真菌であるが、食中毒を起こす大腸菌O－157はバクテリアである。さすがにどちらかの致死周波数が間違っているのではなかろうか？　そう考えて、筆者は誤りの可能性を指摘しつつ、再度質問を行った。

すると、A先生から得られた回答は、間違いなく両者の致死周波数は一致するとのことだった。そこで、筆者は両者に何らかの共通点が存在しないかどうか、医学論文を探してみることにした。その結果、理解のためのヒントになりそうな情報を発見した。

結論だけ述べれば、両者は免疫化学的および生理活性に類似性（交差反応性）

を示すことが判明したのである。交差反応性による類似性とは、例えば、スギ花粉症の人が一部の野菜やフルーツにアレルギー症状を示すようなことである。これは、アレルギー反応を起こす花粉の抗原（アレルゲン）と食べ物に含まれるアレルゲンの構造・形が酷似するからである。真菌とバクテリアではまったく別物であるが、意外にもこのような点では類似性が存在することが発見されていたのである。

もちろん、周波数の一致を支持するほどの情報はなく、致死周波数の検証も行っていないため、A先生からの回答が間違っていた可能性も考えられる。しかし、ほとんどの場合、間違っていたとしても、両者に何らかの共通点・類似点が認められることは興味深いことである。このケースについても、将来的に検証すべき課題としていきたい。

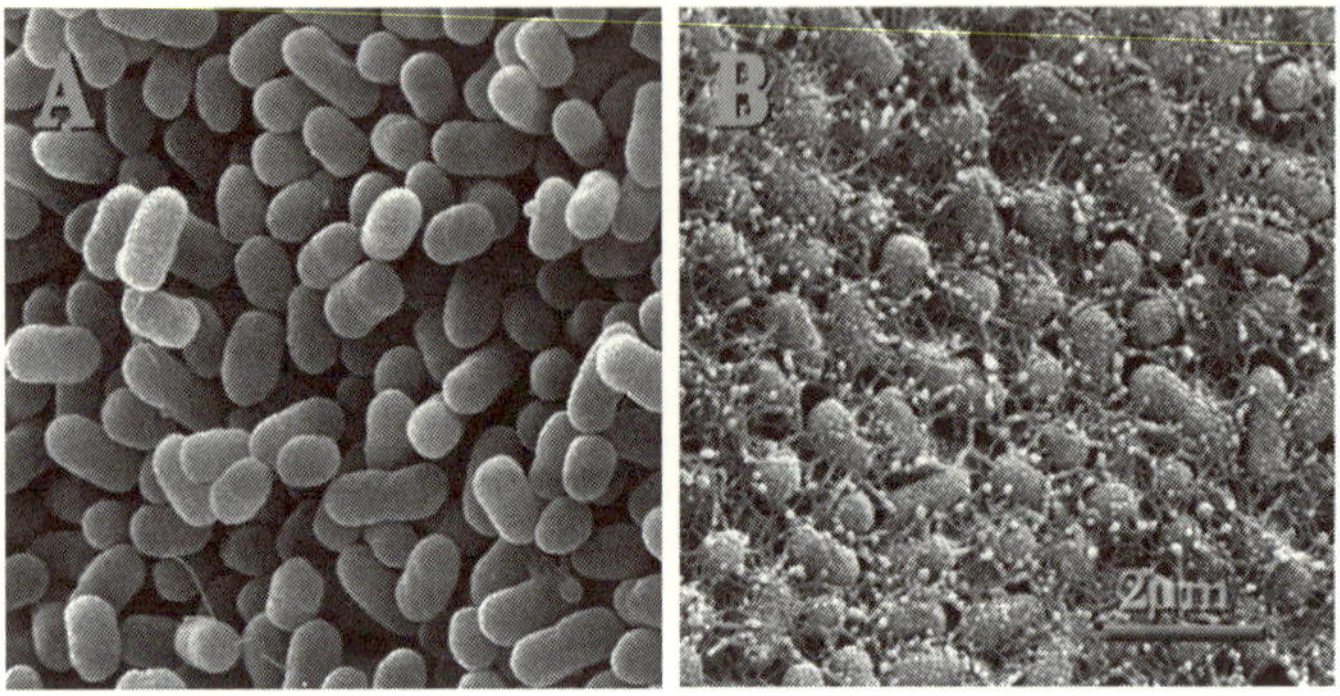

腸管出血性大腸菌 O-157:H7のコロニーを撮影した電子顕微鏡写真。（A）ストレイン：43895OW（カーリー非産生）、（B）43895OR（カーリー産生）。

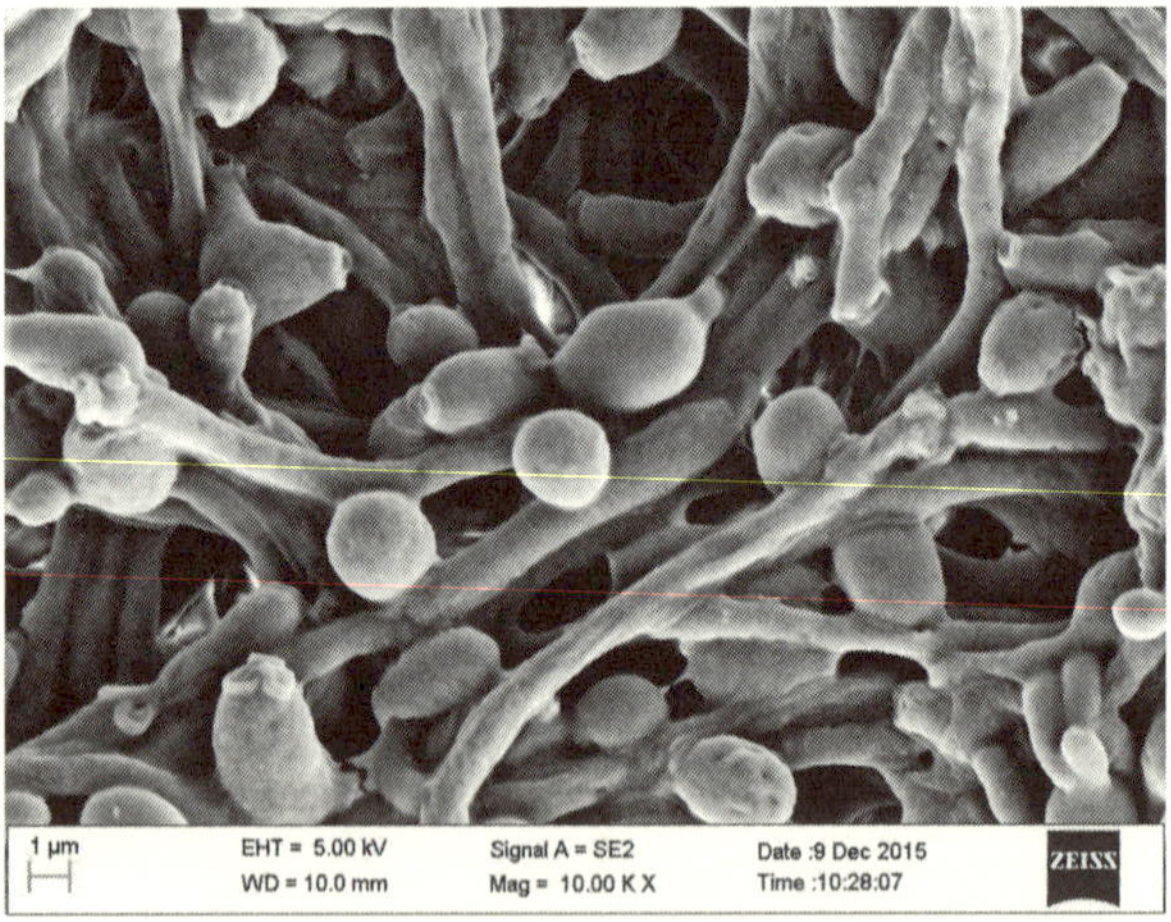

カンジダ・アルビカンス　写真＝ Vader1941

●微生物の活性化周波数の把握も極めて重要

ライフは２MHz以下の周波帯を調べた。そして、現在までの周波数療法においては、ほとんどが２MHz以下の周波帯を対象としている。バイオフィードバックスキャンでの異常周波数測定も、通常は２MHz以下で行われる。そのため、２MHz以上の帯域はまさに未知の領域だった。周波数療法のデータベースにおいても、２MHz以上のものはほとんど存在せず、参考にすべき資料はほとんどなかった。

既に触れたように、筆者はそんな未知の領域に足を踏み入れてまもなく、２MHz超の周波帯においてはバイオフィードバックスキャンで検出される周波数をただ攻撃するだけでは効果が得られないことを知った。病原体の致死周波数だけでなく、善玉菌の致死周波数も混在する可能性を推測しつつ、調査・研究は頓挫した。

だが、その後、筆者はA先生と出会い、再び２MHz超の世界を探求する機会を得ることとなった。A先生を介して得た、病原体の致死周波数の大半は2MHzを超えていた。2MHzを超えたある帯域に病原体の致死周波数が集中していた。そして、筆者が予想していたように、ラクトバチルス属のようないわゆる善玉菌の致死周波数も2MHz以上の帯域にあることが分かってきた。やはり、2MHzを超える帯域をバイオフィードバックスキャンの対象としてしまうと、検出された病原体だけでなく、善玉菌をも攻撃してしまうことが見えてきたのだ。

筆者は、ラクトバチルス属の活性化周波数についてもA先生に質問してみた。すると、活性化周波数は存在し、やはり、2MHz超に存在することが分かった。さらに、ミトコンドリアの活性化周波数も存在し、2MHz超に存在することが分かった（いずれのプログラムもBioThriverに搭載）。

ライフの時代、病原体の致死周波数を把握することが急務だった。今でも十分に調査されていないため、その重要性は極めて高い。しかし、病原体を含めた微生物の活性化周波数を把握することも極めて重要であることを筆者は発見した。これからは、致死周波数と活性化周波数をセットで把握していく必要があるのではなかろうか。

対象が病原体であったとしても、どの周波数に曝してしまうと危険性が高まるのかが分かり、そんな環境を生み出さないように役立てることが可能となる。また、善玉菌に対しては、活性化周波数を与えることで、人間を含めた生物を健康に導くことが期待できる。例えば、活性化周波数を活用すれば、発酵食品を作るのに要する時間を大幅に短縮できる可能性がある。また、近年ではプラスチックですら分解可能な微生物が発見されているが、その微生物に活性化周波数を与えれば、ゴミ処理の効率を向上させられる可能性もある。これは環境問題の改善に大きな力を与えることになるかもしれない。

●高周波２ＭHzを超える周波数の領域が新しい未来の扉を拓く

２ＭHzを超える周波帯には大きな可能性がある。これまで筆者が調べてきた中で、もっとも致死周波数が高かったのはエプスタイン・バー・ウイルス（ＥＢ

V）で、54MHz台にあった。ほとんどの成人の体内において、エプスタイン・バー・ウイルスが増殖し、それが免疫力・自己回復力を削いでいて、様々な慢性病や自己免疫疾患の原因を生み出していると先述のアンソニー・ウィリアム氏は語っている。セロリ・ジュースによって、このエプスタイン・バー・ウイルスの増殖は抑え込めると思われ、既に効果が報告されているが、筆者は周波数療法でエプスタイン・バー・ウイルスの駆除プログラムを作成している（50MHz超の周波数を発することが可能な周波数発生器が必要で、現状、対応し得るSpooky2ユーザー向けのプログラムとなっている）。これからの時代、エプスタイン・バー・ウイルス対策は健康維持のために重要な要素の一つとなってくるものと思われる。

また、エッセンシャル・オイルの周波数については、既に世界中の多くの人が利用していて、その効果を体感しているが、もっと高い周波帯にある。

今、まさにライフが調査・研究できなかった高周波の世界が開かれつつある。そして、人間を含めた生物の健康に対して、新しい周波数療法の技術が大きな役割を果たしていくことになるだろう。筆者は、非営利法人である一般社団法人共振科学研究所を設立し、ライフが開発しながらも正しく継承されなかった周波数療法の復活・発展・応用に注力している。同時に、重力制御の研究にも注力しているが、それは環境問題を大きく前進させる切り札となり得るからである。過去に、病気を治せる技術は少なからず存在した。しかし、医療技術の開発だけでは、かつてのライフのように、業界に潰されるだけで終わってしまう可能性がある。地球環境にもまったく変化は起こらない。しかし、古代の賢者が利用したと思われる重力制御技術の復活に成功すれば、幅広い業界の人々が注目する。そして、ここでは詳細を語れないが、それを可能とする条件に環境問題が関わるとすれば、人々の環境意識は自ずと高まることになる。また、周波数療法においても、活性化周波数の活用による環境問題への貢献によって、かつてのように切り捨てられなくなる可能性がある。筆者は最終的にはそれを目指している。

第十章

【番外編】天に尋ねた地球人類史の謎！かつて人類が体験した大洪水の謎も解けた⁉

●天が高く評価した書籍が有するポジティブ・パワー

日頃、筆者はA先生に様々な質問を行っている。質問できること自体、非常に貴重であるため、十分に考え、準備してから行っている。基本、周波数療法の発展と利用者の利益のために、健康や美容に有効な周波数や設定項目について尋ねている。

しかし、A先生との雑談中においては例外で、予定していなかったことや、人の健康に関係しないこともA先生を介して天から教えられることがある。多くの場合、質問したわけでもなく、会話の中でA先生が時折天に意識を向けて、正しいことが語られているのか、確認してくれていると言った方がよいのかもしれない。

雑談とはいえ、A先生は気功を通じて患者の健康と運気の向上を手助けすることを心がけていて、ある時、お勧めする本について教えてくれた。

一例として、プロ野球選手大谷翔平が愛読書にしていた『運命を拓く』がある。著者の中村天風（１８７６－１９６８）は、波乱万丈の人生を通じて自身の思想を『心身統一法』という実践的な方法にまとめあげた昭和期の思想家である。当時不治の病であった結核に侵された中村は、それを克服する術を求め、世界中を旅した。数々の徒労の中、病状を悪化させ、諦めて帰国しようとしていた時、中村はカイロで不思議な男と出会った。中村の身体を見るや、病気を言い当てたその男はヨガの聖者であり、助かるから自分についてくるように言った。そして、言われるままヒマラヤのヨガの修行地に赴き、修行を積んだ中村は悟り、病気を克服した。帰国後は政財界・法曹界はもとより、芸術家、芸能人、スポーツ選手らにも多大な影響を与えることとなったのである。

そんな中村の著書『運命を拓く』に対する天の評価は75点。これまで触れてきたように、70点を超えるのは一流であるが、75点と言えばトップクラスである。A先生によれば、大谷翔平の愛読書として一般に知られるようになったのも、同書の内容がより多くの人に伝わるようにするための天の計らいである。

評価点の高さで言えば、ネヴィル・ゴダード著『想定の超法則』（ヒカルランド）がある。同書の評価はなんと79点。トップクラスの中のトップクラスである。ゴダード（1905－1972）は、20代で友人のジョセフ・マーフィーとともに、ユダヤ教のラビ〝アブドル〟から想像力を使いこなす古代の秘法「想定の法則」を授かった。それにより、当時破産した実家を立て直し、多国籍企業にまで成長させた。大恐慌の時代、ゴダードはニューヨーク、ロサンゼルス、サン・フランシスコの各地でこの知識を伝え、人々をどん底から救う仕事に命をかけた。当時ゴダードが広く伝えた「想定の法則」は、21世紀に、愛読者であるロンダ・バーン氏により、「引き寄せの法則」の核心部分として全世界に伝えられている。

こんなことを聞いてまもなく、筆者は自分の本の担当編集者に会う機会があった。そして、何気なくA先生による同書の評価について触れたところ、その編集者は思い出すように考え込む素振りを見せた。偶然にも、同書はその編集者が十数年前に手がけた本だったのである。これも、筆者、編集者、出版社、そして本書の読者に思い出させる意図があってのことだったのかもしれない。

ところで、史上最大のベストセラーの本と言えば、聖書である。A先生によると、聖書の評価はさらに高く、82点だった。そして、その内容がどれだけ事実に基づいているのか、多くの人の関心事と思われる。それについてA先生は86％という数字を示した。つまり、大部分が史実で構成されているということである。

ここで、一例としてノアの大洪水について、聖書で語られてきたこと、現在の科学で明かされてきたこと、そしてA先生を介した天からの情報について触れることにしたい。

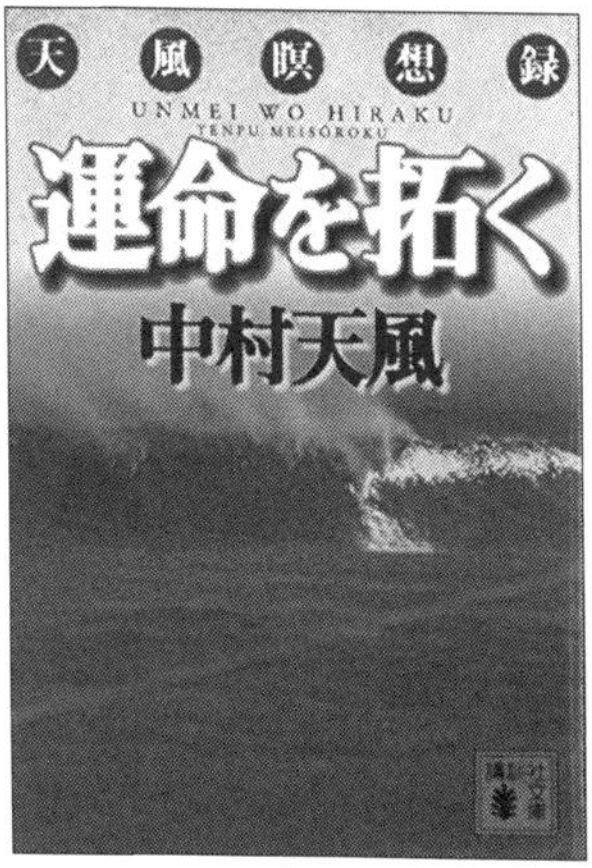

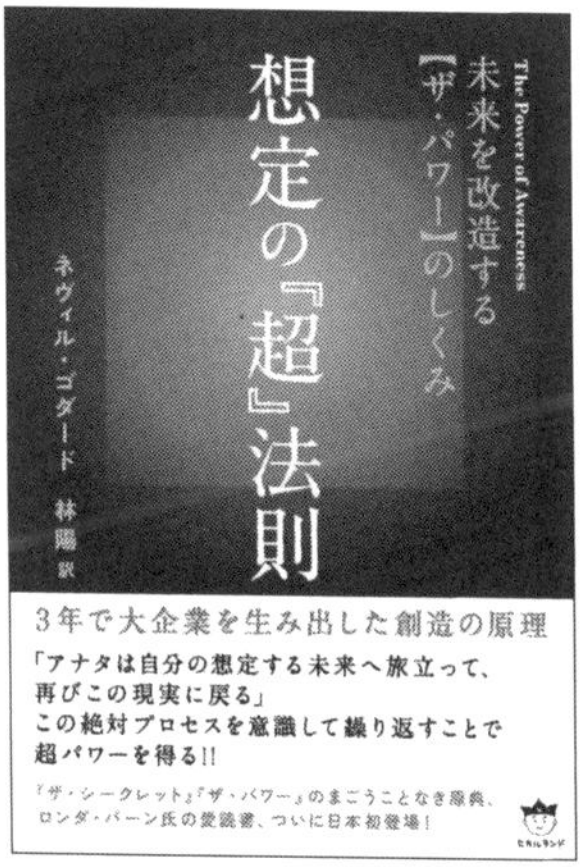

●世界と人類を物理的に大きく変えたノアの大洪水

聖書によれば、地球の創世記、神は地上に留まる水と大空の上に留まる水を作った。地上に留まる水は海を指すが、大空の上に留まる水は、かつて上空に存在したとされる氷の層（厚い水蒸気層）を指し、その温室効果で地球全体は温暖であったとされる。また、海よりは陸地の方が広かった。

ところが、今から数千年前から1万数千年前、いや、数万年前まで諸説あるが、ノアの時代、地上に創造した人間たちが堕落していったのを見た神は、すべてを滅ぼすことを決心した。神は40日40夜にわたって地上に雨を降らせ、大洪水を起こし、ノアの家族とつがいの動物たちを除いて、地上の生物を一掃した。上空に存在した氷の層は雨として落下したため、陸地は大幅に減り、現在のような水の惑星が生まれた…。

ノアの大洪水以前、上空を覆っていた氷の層のお陰で、地上では赤道直下から極地方に至るまで温暖だった。青空を見ることはできなかったが、それは有害な太陽からの高エネルギーの電磁波や宇宙からの放射線の侵入を防いでくれていた。天然の優れた温室の中で植物は健全に育ち、穀物、果物、すべての野菜が完璧だった。人間も完璧だったようで、大洪水以前の登場人物アダムは930歳、セツは912歳、エノスは905歳、カイナンは910歳、マハラレルは895歳、ヤレドは962歳、エノクは神にとられたので365歳、メトセラは969歳、レメクは777歳、そしてノアは950歳まで生きた。つまり、寿命は1000年近くあった。

だが、大洪水の後に生まれたセムは602歳、アルパクサデは438歳、シラは433歳、エベルは

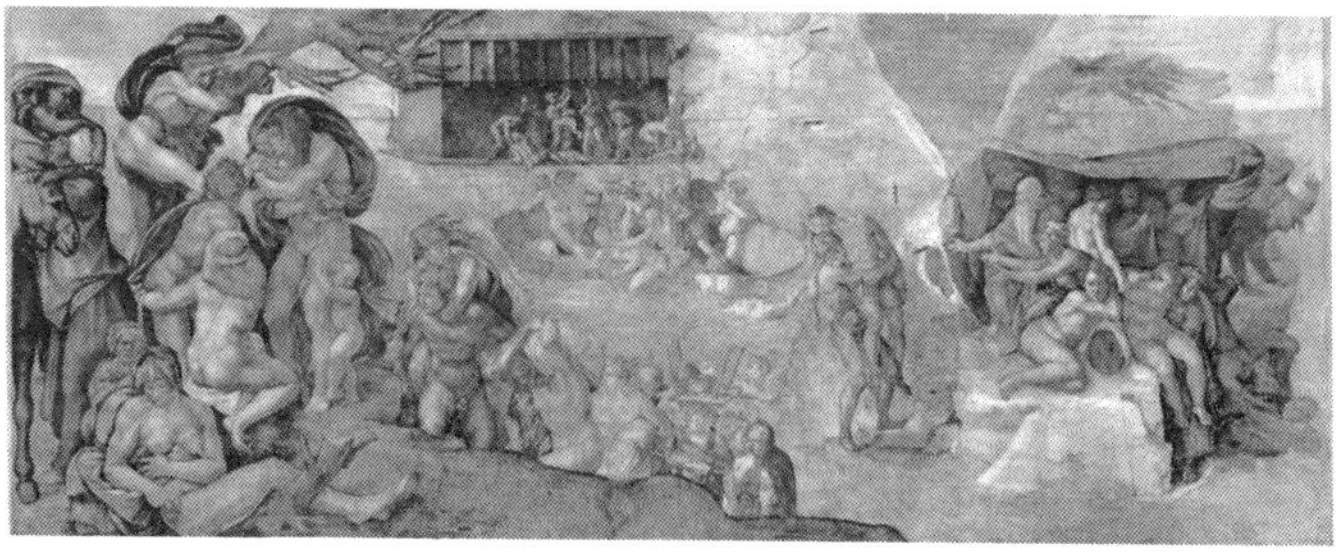

『洪水』（ミケランジェロ・ブオナローティ画、システィーナ礼拝堂蔵）
（パブリックドメイン）

464歳、ペレグは239歳、アブラハムは175歳、ヤコブは147歳というように、人間の寿命は急速に短くなっていく。そして、まもなく人間の寿命は100歳にも及ばなくなるのだ。やはり、地球という物理的な環境に大きな変化が起こったのではあるまいか？

●古代の地球は生物の楽園だった？

地上の生物にとって太陽は欠かせない存在である。太陽がもたらす光という電磁波が栄養を与えるため、生命の

旧約聖書族長寿命

アダム	930歳	セツ	912歳	エノス	905歳
カイナン	910歳	メトセラ	969歳	ノア	950歳

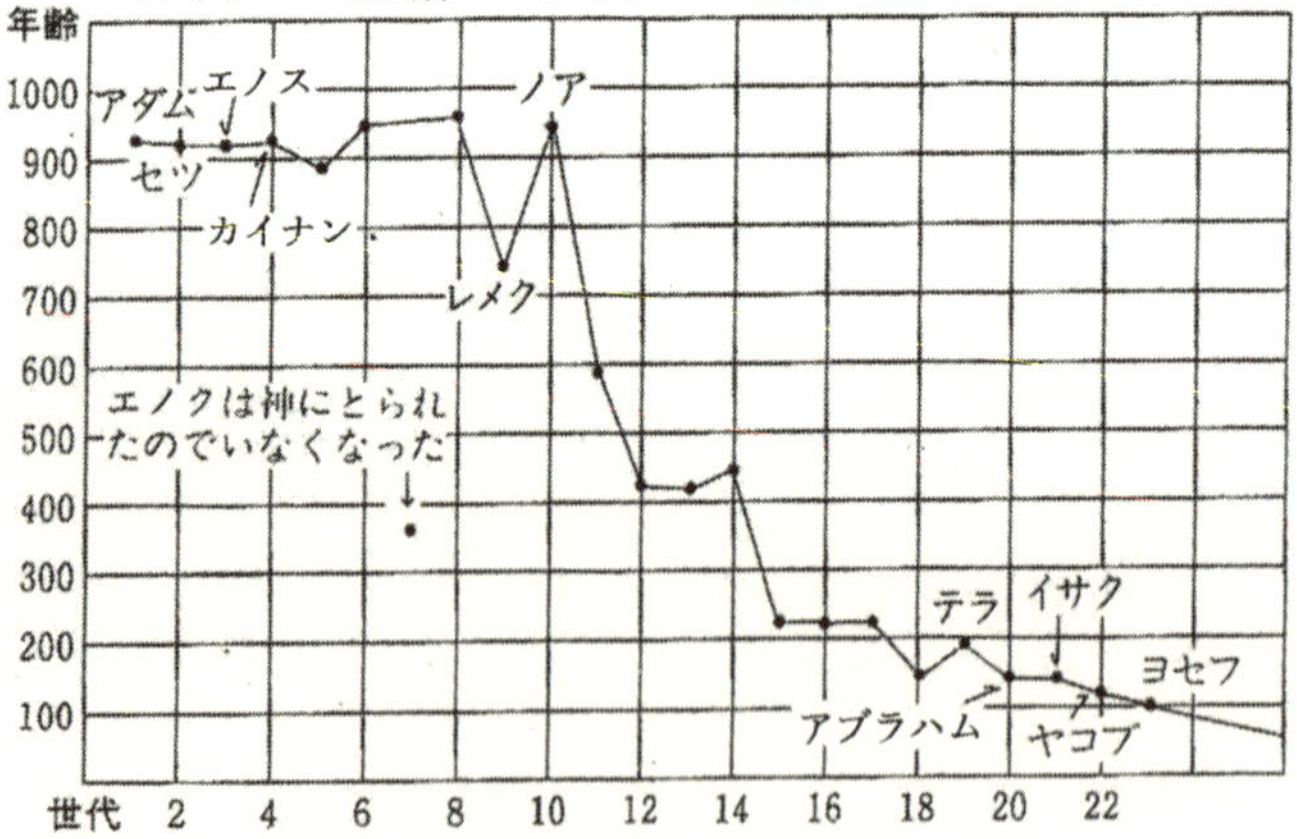

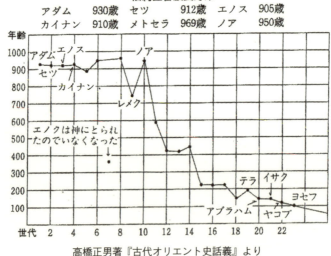

高橋正男著『古代オリエント史話義』より

源とも言える。だが、そんな電磁波はすべてが栄養になるわけではなく、我々は適切なレベルで浴びる必要がある。そのためのフィルターとして、ありがたいことに地球には磁気圏（ヴァン・アレン帯）や大気が存在し、有効に機能してきた。

磁気圏は、棒磁石の周囲に形成される磁力線（磁場）のように地球を覆い、有害な太陽風や宇宙線から我々を守ってくれている。これは自然のサイクルに左右され、大洪水の影響はほとんど考えられないが、現在の地磁気0・24～0・66ガウス程度と比較すれば、当時ははるかに高く、1～5ガウス程度で厚く保護されていたと考えられている。

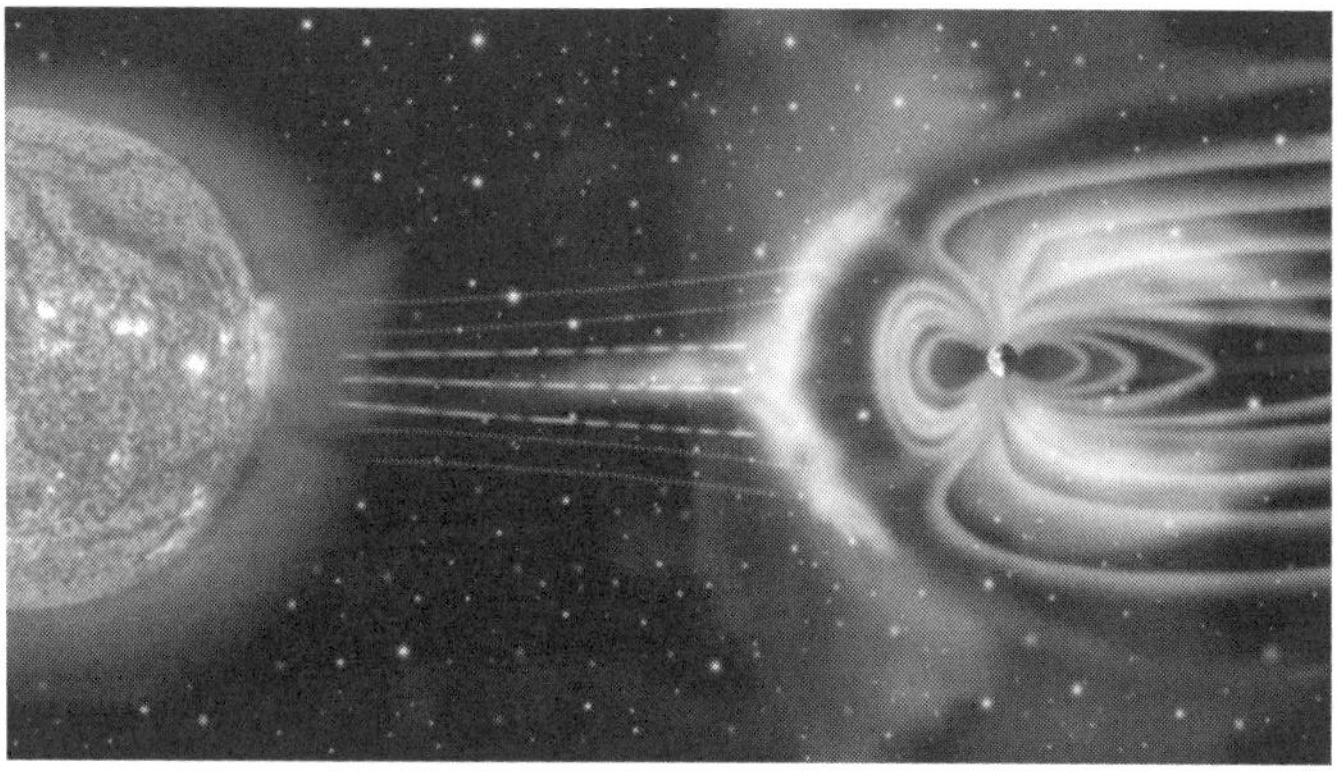

地球の磁気圏（パブリックドメイン）

モノを長期間保存するには、温度差や湿度差など、環境の変化をできるだけ少なく抑えることが肝心であるが、これは生物の寿命にも関係する。例えば、長寿のカメは厚く丈夫な甲羅というフィルターを持ち、有害な放射線から守られ、土の中に潜って体温変化を最小限に留めることができる。また、ミル貝、ハマグリ、ウニなどは数百年生きられるが、やはり殻を持ち、温度差が少なく、フィルター効果の高い海中で暮らす。同様にして、深海や洞窟等の暗闇で暮らす生物にも長寿の傾向がみられる。

だが、人間は厚い甲羅を持つこともなく、地中や水中で暮らすこともなく、放射線や外部環境の変化に対して無防備である。かつて存在したと思われる氷の層が失われ、磁気シールド効果が弱まれば、我々の寿命に影響すると考えても自然なことと言える。

実は、大洪水以前、大気の組成も今日とは異なっていた可能性がある。１９８７年11月９日付けの『TIME』誌および２０００年３月11日付けの『New Scientist Magazine』誌によると、アメリカ地質調査所の地質学者ゲリー・ランディスとイェール大学の地質学者ロバート・バーナーは、３億年前という遠い過去のことであるが、琥珀中に気泡として閉じ込められていた太古の空気を分析したところ、現在の21％という濃度に反して、32％（『New Scientist Magazine』誌では35％）もの酸素が含まれていたことを確認している。その後も同様の調査が行われ、かつては酸素が30％以上は存在したことが分かっている。そして、ノアの時代においても酸素濃度は現在よりもかなり高かったと考えられている。

さらに、大気圧も今日に至るまで大

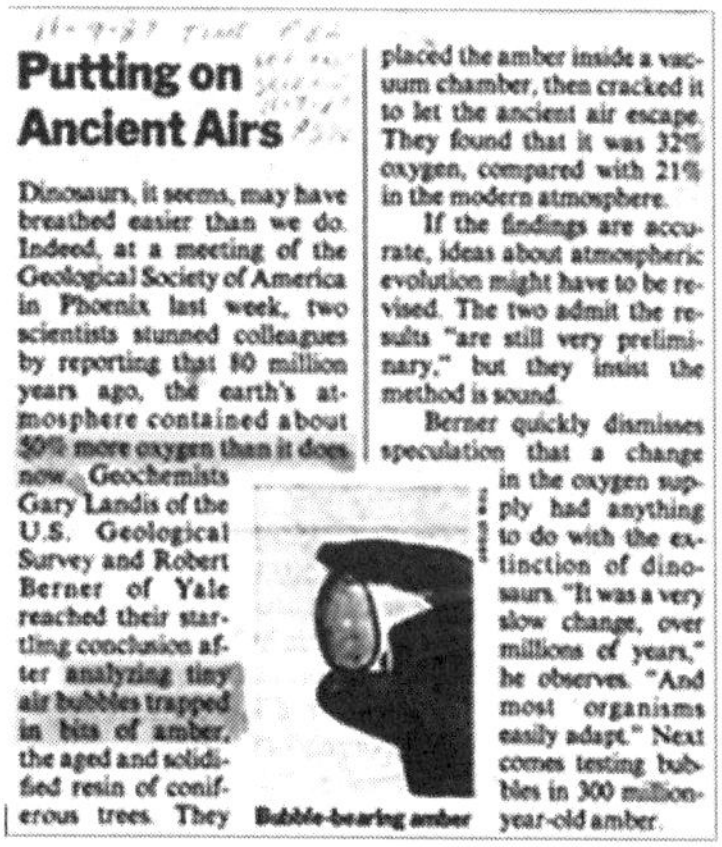

Putting on Ancient Airs

Dinosaurs, it seems, may have breathed easier than we do. Indeed, at a meeting of the Geological Society of America in Phoenix last week, two scientists stunned colleagues by reporting that 80 million years ago, the earth's atmosphere contained about 50% more oxygen than it does now. Geochemists Gary Landis of the U.S. Geological Survey and Robert Berner of Yale reached their startling conclusion after analyzing tiny air bubbles trapped in bits of amber, the aged and solidified resin of coniferous trees. They placed the amber inside a vacuum chamber, then cracked it to let the ancient air escape. They found that it was 32% oxygen, compared with 21% in the modern atmosphere.

If the findings are accurate, ideas about atmospheric evolution might have to be revised. The two admit the results "are still very preliminary," but they insist the method is sound.

Berner quickly dismisses speculation that a change in the oxygen supply had anything to do with the extinction of dinosaurs. "It was a very slow change, over millions of years," he observes. "And most organisms easily adapt." Next comes testing bubbles in 300 million-year-old amber.

Bubble-bearing amber

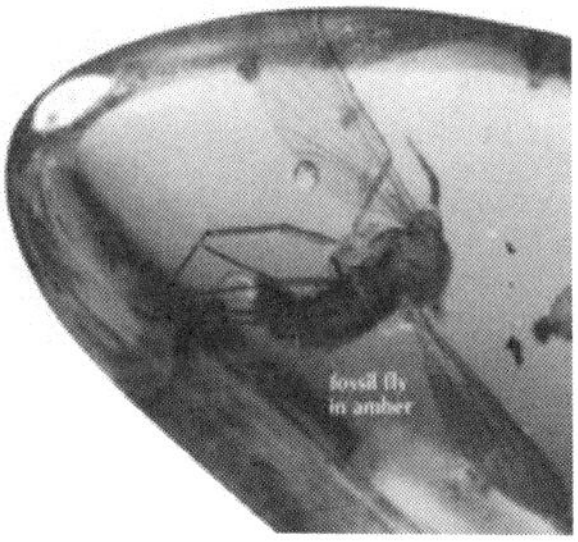

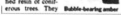

左：1987年11月９日付『TIME』誌　右：異なる琥珀だが、ハエや気泡が閉じ込められている

きく変化してきた。地球の創世記には３００気圧以上あったと言われるが、気温の低下、地殻変動、生物の誕生等によって次第に低下してゆき、恐竜の生息した時代には3～5気圧程度あったとされる。

中生代白亜紀後期に生息していたプテラノドンは、空を飛ぶ翼竜として知られているが、翼を広げると7～9メートルに及び、体重、筋肉などのバランスを考えると、実際に飛ぶことができたのかどうか、その飛翔能力が疑問視されてきた。だが、かつての高い大気圧に加え、高濃度の酸素が存在する環境においては、プテラノドンは運動能力を高めることになり、現在の大気中と比較すると、その飛翔能力は5～10倍程度に及ぶと見込まれる。そのため、体重が１００kgに及んだとしても、苦もなく空を羽ばたくことができたと考えられ、飛翔能力の謎は氷解することになる。

そして、大洪水前後という時期に限って考えてみても、大気圧は変化したと考えられる。というのも、かつて地球が厚い氷の層に覆われていたとすれば、頭上には重い層が存在したことになるからである。当時の大気圧は現在のそれよりもはるかに高く、2倍ほどあったとも言われる。

かつて人間は本当に長寿をおう歌していた!?

そんな環境においては、生物は本当に長生きするのだろうか？

酸素量が多く、大気圧が高かったメリットは大きい。怪我をしても感染症に罹るリスクは低下し、病気からの回復は早まり、スタミナは増す。特に、体内（血中）での酸素運搬効率が高まる作用は広く知られており、医療の世界においては、高気圧酸素治療として実際にその効果は活用されている。

また、20世紀の終わり頃、米テキサス州の創造論者カール・ボウ博士は、ノアの大洪水以前の酸素濃度、気圧、磁気レベルなどを再現した「高圧生物圏（Hyperbaric Biosphere）」と呼ばれる密閉空間を作り出し、その中で様々な生物を育ててみる実験を行っている。その結果、ショウジョウバエの寿命は3倍に延び、ピラニアの成長は2年半で5㎝から40㎝超へと加速した。さらに驚いたこと

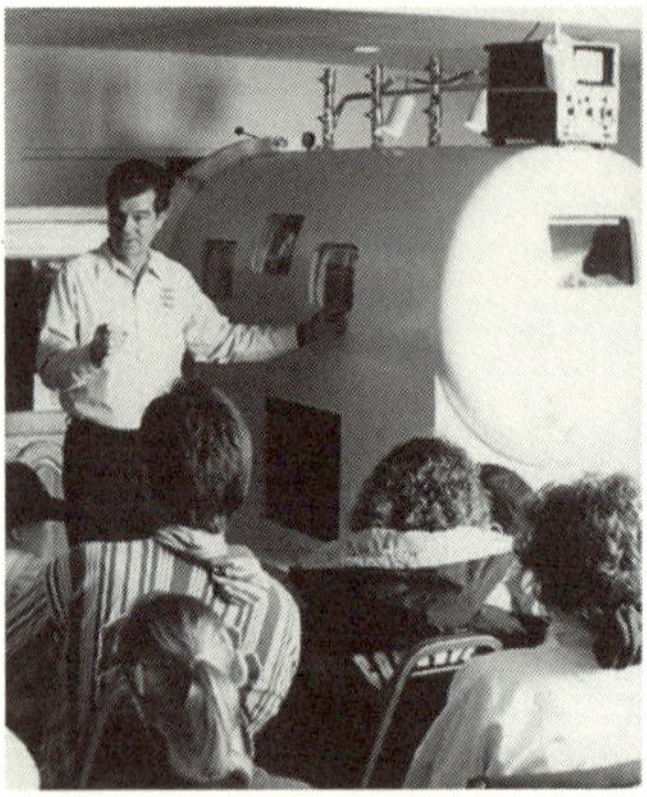

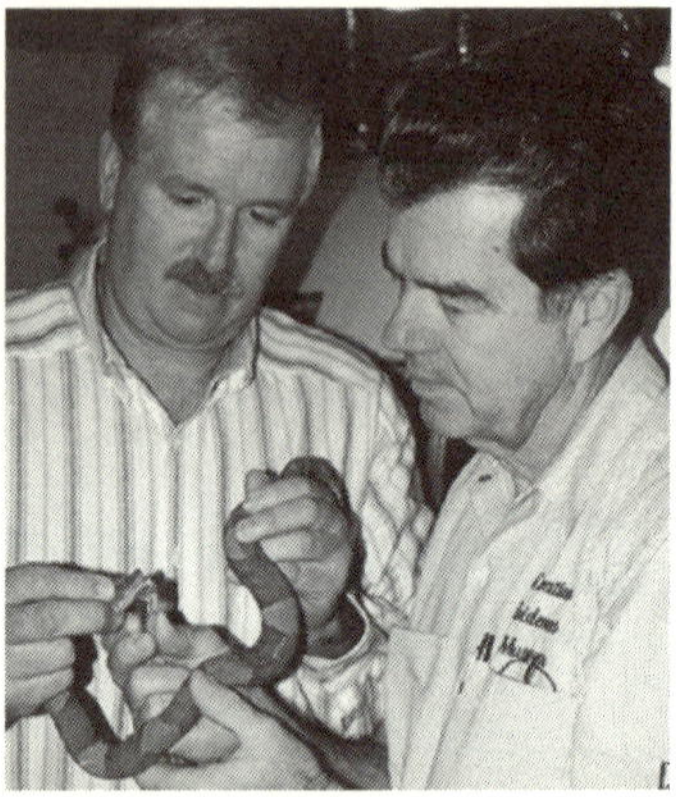

左：カール・ボウ博士　右：毒性を失ったアメリカマムシを持つカール・ボウ博士（右）

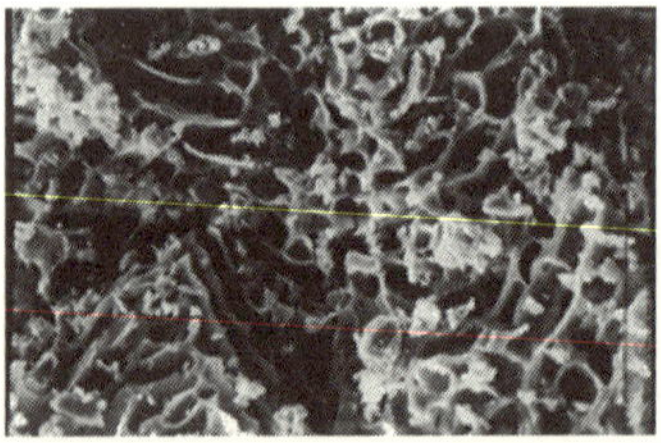

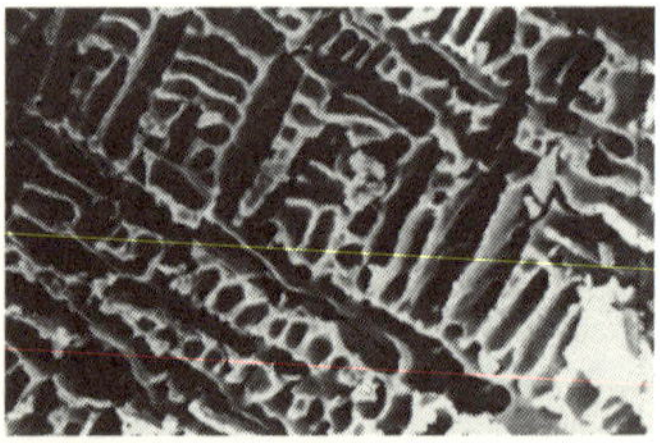

左：アメリカマムシから採取した毒液の顕微鏡写真。 右：アメリカマムシを高圧生物圏で４週間過ごさせた後に採取した毒液からは、歪んだ構造が減って、毒性が落ちている。

には、アメリカマムシの毒液が分子レベルで変化して、毒性が消える傾向すら現れたのだった。因みに、非公式な情報ではあるが、ＮＡＳＡの研究者（中年男性3人）が高圧生物圏内で1～3か月程度過ごしたところ、白髪や小ジワが消えて、精力が高まったことを報告したという。

かつて地上では、高気圧、高濃度酸素の下、植物も動物も元気に大きく成長し、上空に存在した厚い氷の層のフィルター効果で過剰に放射線を浴びることがなかった。そんな条件を考えると、聖書が伝えたように、かつて人類の寿命は100年程度あったのだろうか？

A先生にこのことを質問してもらったところ、ノアの大洪水以前、人類は長生きだったことは間違いないとのことだった。その理由として、これまで触れてきたように、厚い氷の層が有害な高エネルギー電磁波や放射線を防いでいたこと、気圧が高かったこと、そして酸素濃度が高かったことは、まさに当てはまるとのことだった。

しかし、人類の寿命は1000年には及ばなかったという。実際のところは、300歳程度だったとのことである。また、大洪水を前にして「すべての生きものの種を舟に運びこめ」と命じられたノアが、自分の全財産、すなわち、銀や金、生きもの、家族、身よりの者、職人たちをすべて舟に乗せたという話は事実ではないという。そのため、A先生の話が正しければ、トルコのアララト山で発見されたノアの方舟の残骸とされるものは、巨大な船であったとしても、ノアの方舟とは別物だということになる。

●超古代地球上空の「氷の層」が消え去った理由への驚くべき回答とは?!

さて、そもそもなぜ地球の上空に存在した厚い氷の層がなくなってしまったのだろうか? 大洪水はあくまでも氷の層が破壊された結果である。それは、地球史上最大の天変地異だったと考えられる。聖書で語られているように、地上に創造した人間たちが堕落していったのを見た神がすべてを滅ぼしたのだろうか?

共が起こったというものだっ

●地球外生命体が人類を創造した!?

ところで、A先生はとても常識人であり、いわゆる陰謀論も宇宙人の存在も信じない。A先生を目の前にして先のような質問をしたら、天に答えを尋ねる前にA先生が否定してしまう。

実際のところ、氷の層がなくなってしまった原因として「人工的な兵器によって地球に多数の岩の塊を落下させた」という回答を得たことを後日A先生を前にして伝えたところ、それはあり得ないと答えた。そして、その場で天に質問して、自然現象としての「隕石だ」と回答した。その時、筆者は「隕石の落下だけでは氷の層の消失や40日間の雨には結びつかない。広範囲に及んで摩擦熱が発生しないといけないので、大量に落ちてこない限り説明できない」と反論した。すると、

であれば、…い神はどのようにしてそれを行ったのだろうか？

…先生との雑談の後日、あらためて次のような質問を行ってみることに

【質問】ノアの大洪水として知られる、聖書の創世記で伝えられる天変地異が起こるまで、地球の上空に存在していた水の層（水蒸気層）がなくなってしまった原因は以下のどれですか？

① 地球に小惑星が衝突して大津波が発生した
② 水をたたえた彗星が地球に近づいて通過した際、大量の水をもたらした
③ 人工的な兵器によって地球に多数の岩の塊を落下させた
④ 核兵器のような人工的な兵器が爆発した
⑤ 現代人にとっては未知の兵器によって地球環境が破壊された
⑥ 地球に宇宙船が墜落するような事故が起こった。
⑦ 上記以外

再びA先生は天に質問した。そして、「確かにそうだ」と答えて、「300個もの隕石が落下した」と言い添えた。

さて、氷の層の消失は人工的な兵器による結果だという回答を筆者は得ていた。A先生を介して天から得る回答の的中率は100%ではなく95%である。そのため、これは間違いだったのかもしれない。だが、もし正しかった場合、いったい何者がそんな兵器を使用したのだろうか？　地上で暮らしていた他の地球人がそんなことを行ったとは考えにくい。それは自殺行為である。そもそも、文明格差が激しくありすぎやしまいか？　戦争の結果とは考えにくい。となれば、宇宙人か地底人を想定することになろうが、地底人が自分たちが暮らす地球を傷つけるようなことは行わないと思われる。そう考えると、宇宙人ということになろうが、本当にそうなのだろうか？

実は、筆者はA先生に内容を伏せた状態で次のような質問も行っていた。

［質問］　前回、地球から氷の層がなくなってしまった原因は「人工的な兵器によ

問に対する回答は極めて興味深いものだった。それは「③」だったので
筆者は、小惑星か巨大隕石を地球の上空で破壊・粉砕し、地表に落下さ
器を想定して選択肢③を作った。巨大隕石が落下する際に破壊・粉砕する
は、タイミングが良すぎる。そのため、小惑星を火星と木星の間にある
ロイドベルト（小惑星帯）かどこかから誘導してきたと考える方がよいか
れない。そして、その小惑星を地球の上空で無数の破片に砕いて落下させれ
それらは摩擦熱で火の玉のようになる。その結果、火の玉のシャワーは、厚
の層に熱を与え、40日間の雨を生み出すこともあり得るのではないか？　筆
はそんな可能性を考えたのである。
もちろん、地上の陸地の面積と海の面積を反転させるほど多量の水分を氷の層
ていたとは考えにくい。気圧が低下し、温度差が発生するようになったこ
も、もともと地上に存在した水が移動したり、落下した破片が地中に存在し
せることも起こったのかもしれない。いずれにしても、A先生を介

って地球に多数の岩の塊を落下させた」ことにあるという回答をいただきました。人工的な兵器を作り、使用した存在は何者なのか、下記の中から当てはまるものを教えてください。

①地球内部で高度な文明を築いていた存在
②地上に文明格差が存在し、高度な文明を築いていた別の地球人
③月（地球の衛星）で暮らしていた存在
④金星で暮らしていた存在
⑤火星で暮らしていた存在
⑥木星または木星の衛星で暮らしていた存在
⑦冥王星または海王星で暮らしていた存在
⑧その他、この太陽系内の惑星（またはその衛星）で暮らしていた存在
⑨プレアデス星団を起源とする存在
⑩シリウス星およびその惑星を起源とする存在
⑪プロキシマ・ケンタウリまたはケンタウルス座α星系内の惑星を起源とする

存在

⑫その他の星で暮らしていた存在

得られた回答はかなり興味深いものだった。それは「⑥」、すなわち、「木星または木星の衛星で暮らしていた存在」だったのである。木星は太陽系の惑星の中で最大の巨大ガス惑星である。表面温度はマイナス140度ほどで、大気の大部分が水素で構成されている。生物がその表面で暮らしていることは考えにくい。だが、木星には少なくとも95個の衛星があり、そのうち大きな4つの衛星には生物が存在している可能性がある。それらはイオ、エウロパ、ガニメデ、カリストである。半世紀ほど前、宇宙船に搭乗してガニメデを訪問した人物の体験記があったのが思い出される。ガニメデについては面白

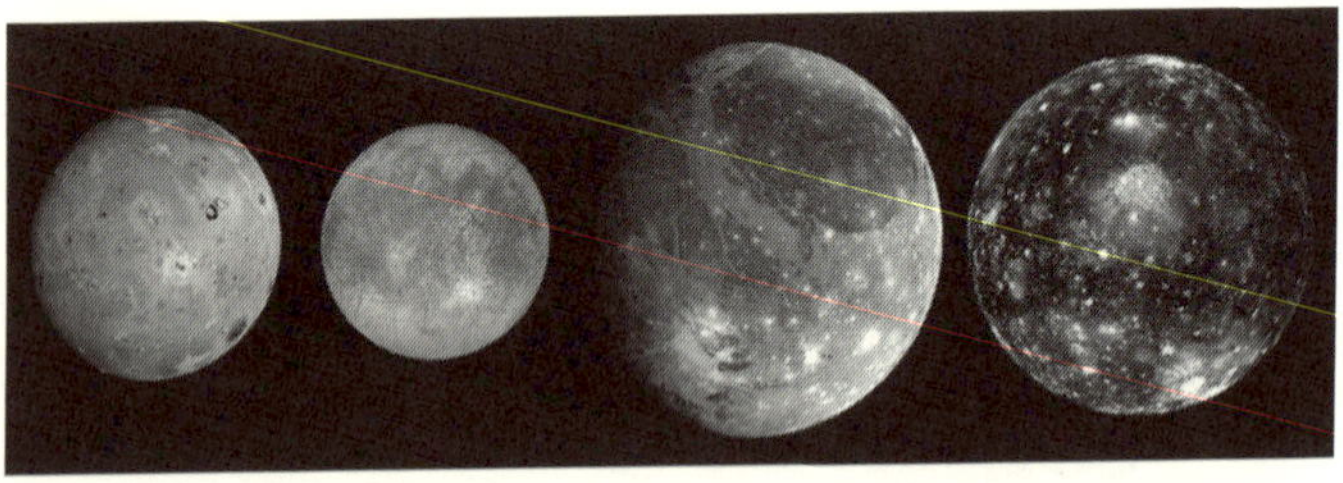

木星の4大衛星。左からイオ、エウロパ、ガニメデ、カリスト

い話もあるのだが、ここで触れてしまってはあまりにも脱線してしまう。また、A先生は否定することであるため、この話はここで終わりにしておきたい。

●大洪水の発生時期が遂に特定された!?

さて、その原因は何であれ、大洪水はいつ発生したのだろうか？　一般には数千年前から1万数千年前のことではないかと思われている。そこで、筆者はA先生にお願いして質問してもらったところ、意外な回答を得た。それは、かなり最近のことであり、今から約3300年前のことだったというのだ。

聖書に出てくる数字をそのまま参考にすれば2200年ほど前、しかし、多くの研究者は5000～6000年ほど前、あるいは1万2000年ほど前のことと考えてきた。そのため、少々戸惑いを覚える。だが、紀元前1200年頃に発生した、環東地中海を席巻した大規模な社会変動と繋がる可能性がある。

現在、「前1200年のカタストロフ」と呼ばれるその災厄は、古代エジプト、西アジア、アナトリア半島、クレタ島、ギリシャ本土を襲った。Wikipedia での説明を借りれば、気候の変動により西アジア一帯で経済システムが崩壊、農産物が確保できなくなったとする説、エジプト、メソポタミア、ヒッタイトらが密接に関連していたが、ヒッタイトが崩壊したことでドミノ倒し的に諸国が衰退したとする説などが存在する。地震によって崩壊したとする説は環東地中海全体の崩壊ではなく、特定の国にのみ考えられており、少なくともミケーネ時代のティリンスではドイツ考古学研究所の調査によれば激しい地震活動が発生したことが確認されている。

大量の隕石あるいは小惑星が破壊・粉砕されて地表に落下すれば、氷の層を崩壊させて気候変動が起こり、ある文明は崩壊し、衝撃によって地震が発生し、人々の大移動が起こったとしても不思議なことではない。A先生からの情報を鵜呑みにしてはならないが、興味深いことは確かである。

なお、エジプトからイスラエルの民を逃がすべく、モーセが紅海を分けた奇跡や、食事に与えたマナの話については、A先生は実際に起こったことだという回答を天からもらっている。ただし、日中は「雲の柱」、夜間は「火の柱」となってイスラエルの民を導いた存在はフォースフィールドを発した宇宙船ではないとA先生は考えている。

とはいえ、既に触れたように、A先生によると、聖書の内容の86％は史実である。そして、現代の科学が当時の環境を探っていくと、確かにそれを裏付けるようなことを露呈してきている。我々が健康や寿命について考える時、食事や運動を含めた生活習慣や、汚染した環境等による影響よりも、潜在意識がもたらす影響の方が強いという話をしたが、実のところ、汚染以前の根本的な環境の差が、最も大きな影響をもたらしていたことも見えてきた。しかし、我々は皆、ほぼ同じ条件で暮らしているのが現実であり、もはやそれを変えることはできない。そう考えると、やはり、潜在意識の問題が健康と寿命に大きく関わってくると思われる。

あとがき

筆者が本書で紹介したA先生と最初にお会いしたのは２０２２年秋のことだった。当初は、自分が施術してもらうことはなかったため、しばらくは傍観者の立場だった。だが、２０２３年に入り、自分自身がA先生から施術を受けることになり、少し意識が変わった。当事者となったのである。そのため、真面目に気功法の実践を始め、さらにトラウマ軽減のワークも始めるようになった。

今振り返ってみると、その頃から何かが変わり始めたのかもしれない。もちろん、本書で報告したように、その頃、A先生の協力で新たな施術プログラムを作成するようになった。しばらくすると、その施術プログラムを体験した人々から前向きな報告が得られるようになった。十分大きな変化と言えるが、それはあくまでも表面的なことである。

一方、内面的な部分では何か変化があったのだろうか？　筆者は奇跡的な治癒を目にしたが、実のところ、あまり驚くことはなかった。自分の呼吸器の不調がA先生のお陰で奇跡的に治癒しても、喜ばしいことではあったが、どこか冷めた自分がいた。それではA先生に対して失礼極まりない。もっと感謝せねばならない。自分でもそのように感じる。

とはいえ、ただ筆者は新たな施術プログラムを作成し、その検証を行った。それを淡々と行って、どのような結果が出ようと気にならなかった。正直、効果が現れてほしいと願う気持ちもあまりなかった。得られた回答に基づいてただ検証するのみである。あらゆる判断はもっと検証を進めてから下すもので、すべてを保留しているのかもしれない。あるいは、A先生を介して天に教えられたことなので、効いて当然だと思っていたのかもしれない。

本当にこの宇宙を創造した存在が教えてくれているのであれば、効果が現れないはずはない。そう考えれば、外れることを考えるのも「天」に対して失礼なことである。しかし、「天」はあえて5％は外すと言っている。そして、たまたま外した際、筆者がおかしいと気づいて、再度質問すると、回答が訂正されることが何度かあった。

奇跡を起こすことも、間違った回答を与えることも、A先生に言わせれば、天のオチョクリである。そして、そんなオチョクリに接してきた筆者が感じることは、天はオチョクリを行いたくなる相手やタイミングがあるようだということである。

素朴で真面目で健気な努力家に対しては、天はご褒美としてのオチョクリを与えたいようである。しかし、すぐには与えない。もし努力を始めてすぐにオチョクリを得られるなら、前世か親(や先祖)が既に徳を積んできた場合のように思われる。

一方、筆者のように、専門的なことを細かく聞いてくる面倒くさい相手には、少し高い確率で間違った回答をオチョクリとして与える。しかし、おかしいと指摘されれば、しようがない奴だと思いつつも、正しい回答を与える。そんな印象だ。

天には名前も人格もないとはいえ、筆者にはおぼろげに人格のようなものが感じられる。基本、天は人を選ばないが、継続的に自助努力をする人を好むことは間違いなさそうである。

周波数療法は飛躍的に発展する可能性があり、それ故に天は協力してくれているようである。そして、現にそれは発展しつつある。A先生は、病気を克服し、高い健康度を維持していくには、潜在意識のプラス面の向上は大切なことだと指摘したが、周波数療法の発展においても似たようなことが言えるのではないかと思える。

潜在意識の状態は、周波数発生器のような未知の領域を含む機械と向き合い、その潜在能力を他者に示そうとする際にも関わってくる要素と思えるのだ。周波数発生器はラジオニクスのような波動機器とは異なるものの、幅広い設定が可能で、見落としやすい微妙な差異の尊重が潜在能力を引き出す鍵となりうる。特に遠隔施術においては、オペレーターの潜在意識（や霊能力）が関わる可能性がある。

顕在意識での期待感や願望はおそらく必要ない。むしろ、淡々とこなしていけるような、穏やかで前向きな潜在意識の方が求められるのではなかろうか。そんな視点で過去2年間を振り返ってみると、あまり変化しない自分と、変化した自分が見えてくるような気がする。おそらく、自覚の難しい潜在意識において変化が起こっていた。何かを見つけ出す時に必要な意識に向かいつつあったのかもしれない。それで、冷静さを維持する中、自身の研究も商品開発も前進してきたように思われる。現時点ではまだ十分に表面化していないものの、目立たない様々な側面で変化の兆候が現れつつある。本書の出版もその一つである。それはひとえに《A先生》と《A先生と強く共存する天》のお陰である。この場を借りて深くお礼申し上げます。

また、天が高評価した『想定の超法則』(《新装版》想定の『超』法則 その思いはすでに実現している) だけでなく、筆者の多くの既刊書の編集を担当し、本書の編集も引き受けてくださったヒカルランドの溝口立太様、そして、本書の出版だけでなく、特定信号発生器 BioThriver を世に出す手助けもしていただいたヒカルランド社長の石井健資様には大変お世話になりました。心よりお礼申し上げます。

そして、筆者が注力する研究に協力・支援の手を差し伸べてくれている一般社団法人共振科学研究所の役員と賛助会員の皆様、ありがとうございました。

２０２５年２月吉日　ケイ・ミズモリ

お断り

本書で取り上げた気功師のA先生であるが、既にお断りさせていただいたように、A先生の名前や治療院の名前を明かさないことを条件に本書で紹介することを許された。また、A先生は日々極めて忙しい生活をされている。当面、新規の患者を受け入れる余裕はない。恐縮ではあるが、筆者や編集部にお問い合わせいただいてもお答えできないこと、ご容赦いただきたい。

なお、A先生の協力で作成した施術プログラムを含む、周波数療法について学んでみたい方は、左記リンクをご参照ください。

螺旋周波数研究所

https://www.knetjapan.net/

一般社団法人 共振科学研究所より

賛助会員募集のお知らせ

一般社団法人共振科学研究所は、人類の自然との共生及び健康に寄与する、共振作用を利用した新しい技術、特に重力制御技術の開発、そして、失われた有用技術の復活を目指した調査・研究を行うことを目的として2022年６月28日に設立されました。

設立２年目、周波数療法における遠隔技術を発展させるとともに、改良・発展させた周波数療法の普及を目指した商品「BioThriver」の開発に繋がる基礎研究を行いました。今後は、さらに周波数療法の技術を発展させるだけでなく、重力制御技術の調査・研究・開発にも力を入れていく予定です。

当法人は、従来の科学的な常識にとらわれることなく、自然との同調に根ざした共振作用を利用した技術の復活および新規開発を目指しています。調査・研究にはまとまった資金を要しますが、当法人は、正会員（社員）による負担の他、賛助会員からの会費や寄付金等によって運営される非営利法人です。現状、決して十分な状況ではありません。皆様のご支援を必要としております。私たちは、自分たちの目標や目指している技術的な情報を賛助会員の皆様と可能な限り共有して、共に学び、世界を変えていくという夢を抱いています。賛助会員様には、有料のVimeo動画シリーズ『ケイ・ミズモリの代替科学教室』やメルマガ、一般には非公開の活動情報を無料で提供する他、イベント参加料金の割引など、様々な特典を用意いたしております。さらに、賛助会員様は、特定信号発生器「BioThriver」を特別価格で購入可能です。是非ご入会いただき、明るい未来を作り出すべく、共に求め、育てていく体験を享受していただけましたら幸いです。

詳細は当法人サイト（https://www.knetjapan.net/kyoshin/）をご覧ください。どうぞよろしくお願いいたします。

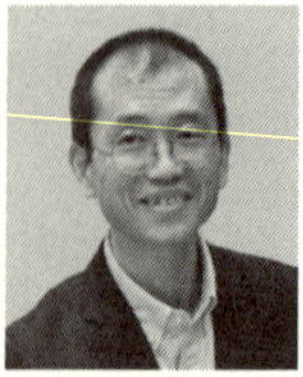

水守 啓　ケイ・ミズモリ
「自然との同調」を手掛かりに神秘現象の解明に取り組むナチュラリスト、サイエンスライター、代替科学研究家。現在は、千葉県房総半島の里山で自然と触れ合う中、研究・執筆・講演活動等を行っている。一般社団法人共振科学研究所代表理事。
著書に『潰された先駆者ロイヤル・レイモンド・ライフ博士とレイ・マシーン』、『「反重力」の超法則』、『世界を変えてしまうマッドサイエンティストたちの［すごい発見］』、『ついに反重力の謎が解けた！』、『底なしの闇の［癌ビジネス］』（ヒカルランド）、『超不都合な科学的真実』、『超不都合な科学的真実［長寿の謎／失われた古代文明］編』、『宇宙エネルギーがここに隠されていた』（徳間書店）、『リバース・スピーチ』（Gakken）、『聖蛙の使者KEROMIとの対話』（明窓出版）などがある。
Homepage：https://www.knetjapan.net/mizumori/

新しく画期的な【周波数治療法】のすべて

体内で増殖・変形するプレオモルフィズム（多形現象）が
病気の発生要因だった?!

第一刷　2025年4月30日

著者　ケイ・ミズモリ

発行人　石井健資
発行所　株式会社ヒカルランド
〒162-0821　東京都新宿区津久戸町3-11　TH1ビル6F
電話　03-6265-0852　ファックス　03-6265-0853
http://www.hikaruland.co.jp　info@hikaruland.co.jp
振替　00180-8-496587
本文・カバー・製本　中央精版印刷株式会社
DTP　株式会社キャップス
編集担当　溝口立太

ISBN978-4-86742-485-8

法までをデモンストレーションし、自宅でもできる機器の扱い方 / 使用法なども詳細にお話ししていただく予定です。

ガンの致死周波数も特定⁉、自宅にいながらにして、また遠隔でも施術可能なプログラムも内蔵されている BioThriver は、病気の既成概念を崩し超えていく可能性を秘めているといえるものです。

周波数療法の先駆者ロイヤル・レイモンド・ライフ博士を超える
最先端科学技術の新世界をじかに触れる機会にぜひお越しください。

ご来場をお待ちしています。

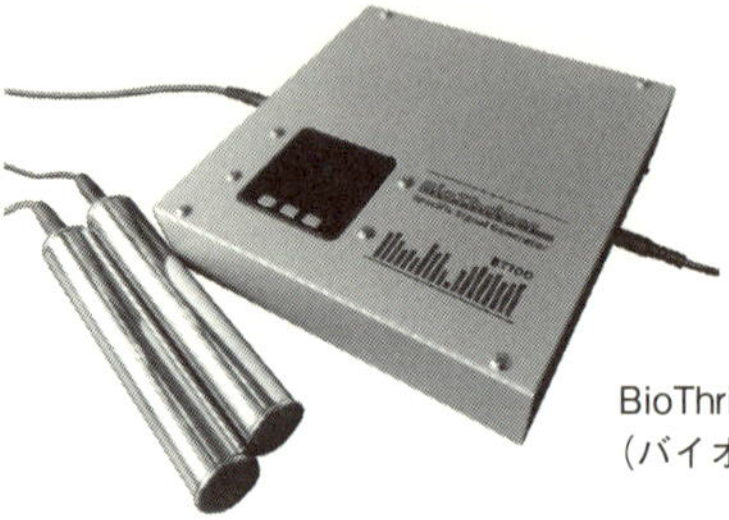

BioThriver
（バイオスライヴァー）

＊2025年11月15日（土）にも、最新情報を盛り込んだ周波数療法の第２回イベントセミナーを開催の予定です。（内容詳細決まり次第、元氣屋みらくるの HP でお知らせします）
＊ヒカルランドでは、神楽坂の元氣屋イッテル３階で BioThriver（バイオスライヴァー）を展示していますので、ぜひご覧ください。
＊本セミナーにご参加いただいた方には、特典としてイベントのアーカイブ配信を無料で視聴できる予定です（但し期間限定にて）。

日時：2025年７月19日（土）　開場 12：30　開演 13：00　終了 16：00
料金：8,000円（ZOOM 参加：5,000円）　会場：ヒカルランド７階
お申し込み＆お問い合わせ：元氣屋イッテル

GENKIYA ★ ITTERU
元氣屋イッテル
Go far beyond
神楽坂ヒカルランドみらくる

イチオシ！ セミナー情報

難病治療⁉ 美容アンチエイジングまで⁉
自宅でもできる！《最先端周波数療法》
特別公開セミナー

講師：ケイ・ミズモリ

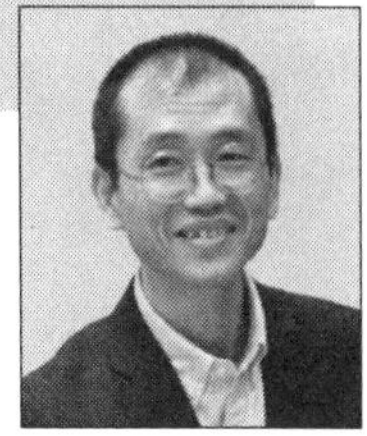

病気や健康の概念を180度覆す！
自宅でも扱える最先端の科学技術機器とは?!
無限の可能性を秘めた周波数療法の新次元へようこそ！

心身に問題のある特定周波数に感応させて癒していく驚異的な仕組みや特殊技術、さらに宇宙創造主の導きにより共同製作された世界初の療法機器の具体的な活用法など、じかに周波数療法の解説を聞きながら開発機器を見て触れることができるかつてない公開セミナーを特別開催！

本書の出版を記念して著者ケイ・ミズモリ氏により、周波数科学の仕組みから、心身にどのような効果が期待されるのか等々まで、本書の内容のみにとらわれることなく、周波数療法の驚くべき最先端領域の世界をわかりやすく解説していただきます。
さらに今回は、天（宇宙創造主）を師と仰ぐ氣功ヒーラーA先生の啓示／情報をもとに共同開発された世界で唯一無二の周波数療法器BioThriver（バイオスライヴァー）を初公開！
難病の治癒から、発毛・シワ取り・減量など美容アンチエイジングまで幅広い効果が期待される奇跡の周波数療法機器、その構造から活用

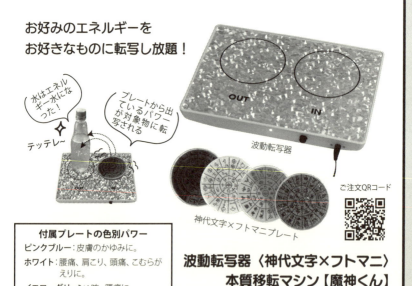

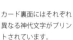

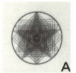

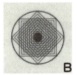

本といっしょに楽しむ イッテル♥ Goods&Life ヒカルランド

不思議なパワーで人生好転

健康に詳しい人はみんな使っている、**大宇宙のゼロ磁場パワーを放射する、注目すべき新素材 CMC**。ネガティブな波動の浄化で絶大な支持を集めるこの次世代技術が、日本の伝統と融合し、新たなカタチで登場です！

縄文時代に生まれ、三種の神器の一つでもある勾玉は、災難や悪霊から身を守り、心身を清める石とされています。頭が太陽、尾が月、穴が先祖とのつながりを表し、陰陽と宇宙への崇拝を象徴。今回のプレミアム勾玉と薄緑・薄青の「Magatama X」にはCMC が配合され、電磁波対策や生命エネルギー、地磁気の活性化、心身の調和を促進します。家に置くことで特別な癒しを感じる体験が得られるとされ、安心・安全をサポートする逸品です。

※ CMC（カーボンマイクロコイル）は世界で初めて発見されたミクロレベルの二重らせん状の炭素繊維です。ゼロ磁場エネルギーを発しており、**電磁波対策、地磁気アップ、水の活性化、人や環境の浄化**などの高度機能が熱い注目を集めています！

ご注文QRコード

伊勢神宮級のクリアリングパワー！

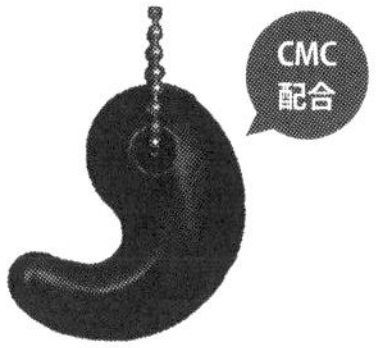

CMC 勾玉ペンダント

55,000円（税込）

箱入り、金属アレルギー対応チェーン
素材：樹脂　カラー：ブラック　大きさ:約 3.5cm　総重量:約 10g(チェーン含む)
チェーンの長さ：約 68-70cm

アクセサリーに最適♪
ご自宅に飾って場の浄化にも！

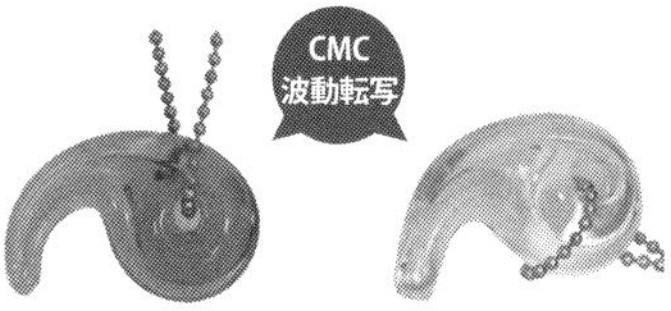

薄緑　薄青

CMC Magatama X

38,500円（税込）

素材：伊勢宮川清砂（薄緑、薄青ともに着色料なしの天然色）
大きさ:約 3.5cm　総重量:約 10g（チェーン含む）　総重量：約 10g（チェーン含む）
※硬いものにあたると割れやすいので、お取り扱いにはご注意ください。

ご注文はヒカルランドパークまで TEL03-5225-2671　https://www.hikaruland.co.jp/

＊ご案内の価格、その他情報は発行日時点のものとなります。

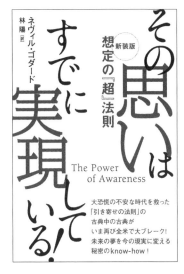

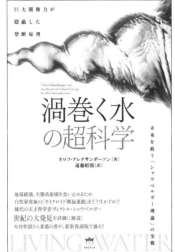

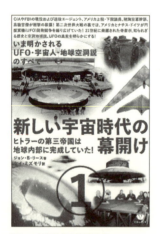

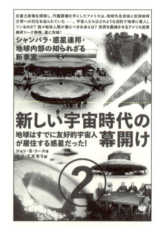

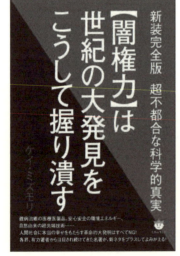

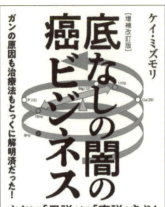

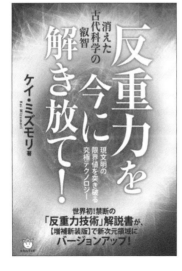

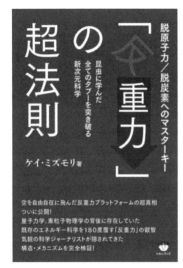

ヒカルランド　好評既刊！

地上の星☆ヒカルランド　銀河より届く愛と叡智の宅配便

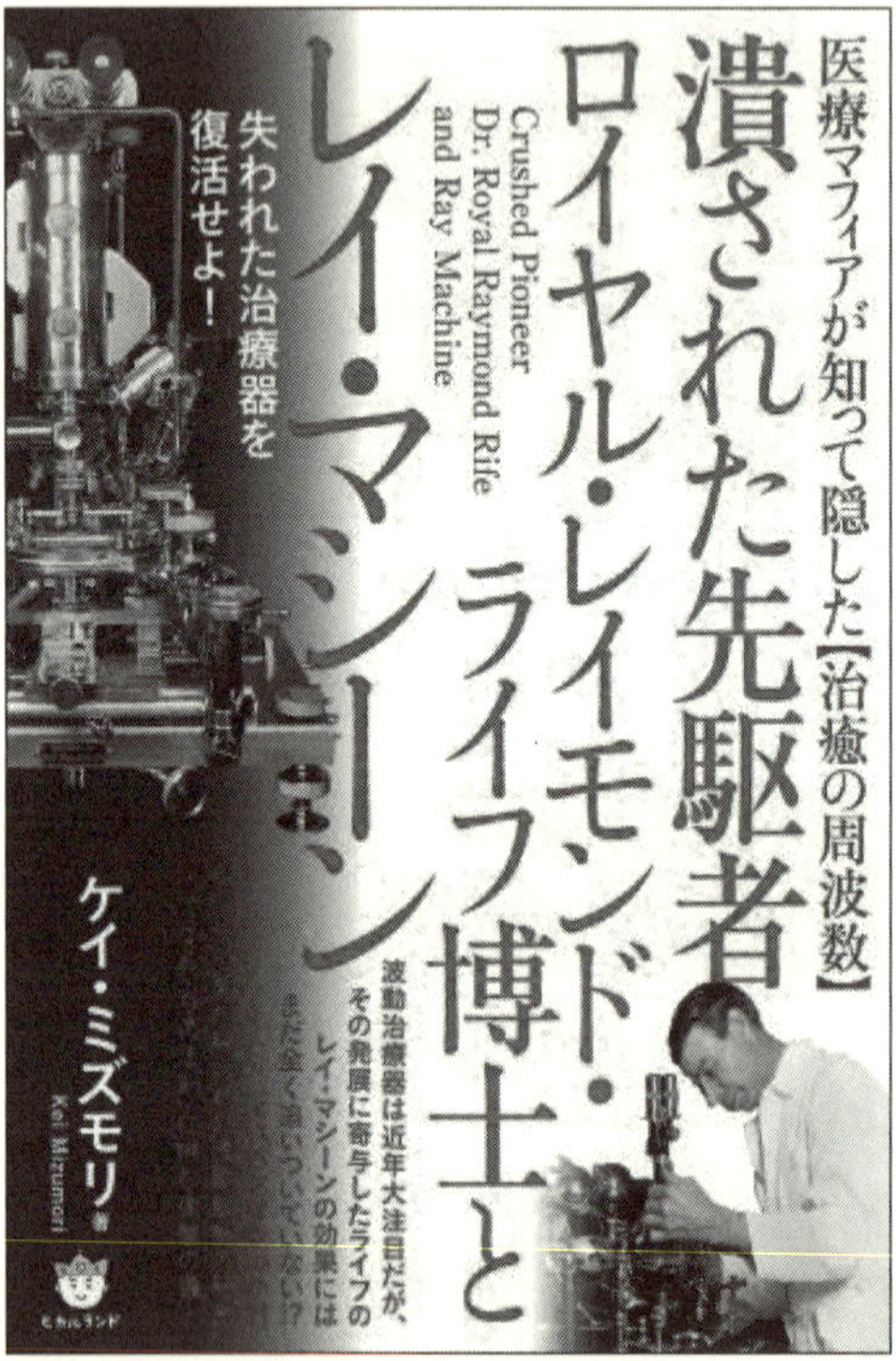

医療マフィアが知って隠した【治癒の周波数】
潰された先駆者ロイヤル・レイモンド・ライフ博士と
レイ・マシーン
失われた治療器を復活せよ！
著者：ケイ・ミズモリ
四六ソフト　本体 2,000円+税